# "闽南吴氏中医妇科传承丛书"编委会

闽南吴氏中医妇科传承丛书

# 闽南吴氏
## 妇科病诊疗经典经验

福建中医药大学附属人民医院
吴熙全国名老中医专家传承工作室
全国劳动模范吴熙劳模工作室

吴熙　王小红　吴岩　著

厦门大学出版社
XIAMEN UNIVERSITY PRESS
国家一级出版社
全国百佳图书出版单位

**图书在版编目(CIP)数据**

闽南吴氏妇科病诊疗经典经验/吴熙,王小红,吴岩著.—厦门：
厦门大学出版社,2016.5
(闽南吴氏中医妇科传承丛书)
ISBN 978-7-5615-6016-7

Ⅰ.①闽… Ⅱ.①吴…②王…③吴… Ⅲ.①中医妇科学-临床医
学-经验-中国-现代 Ⅳ.①R271.1

中国版本图书馆 CIP 数据核字(2016)第 108396 号

| | |
|---|---|
| **出 版 人** | 蒋东明 |
| **责任编辑** | 眭 蔚 |
| **美术编辑** | 李夏凌 |
| **封面设计** | 魏智海 |
| **责任印制** | 许克华 |

**出版发行** 厦门大学出版社

| | |
|---|---|
| **社 址** | 厦门市软件园二期望海路 39 号 |
| **邮政编码** | 361008 |
| **总 编 办** | 0592-2182177 0592-2181253(传真) |
| **营销中心** | 0592-2184458 0592-2181365 |
| **网 址** | http://www.xmupress.com |
| **邮 箱** | xmupress@126.com |
| **印 刷** | 厦门市明亮彩印有限公司 |

| | |
|---|---|
| **开本** | 889mm×1194mm 1/32 |
| **印张** | 6.625 |
| **插页** | 2 |
| **字数** | 168 千字 |
| **版次** | 2016 年 5 月第 1 版 |
| **印次** | 2016 年 5 月第 1 次印刷 |
| **定价** | 35.00 元 |

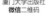

厦门大学出版社
微信二维码

厦门大学出版社
微博二维码

弘扬医法

治病救人

平果张岭班教

一九九○数新年夏于广西中医学院

国医大师班秀文题词

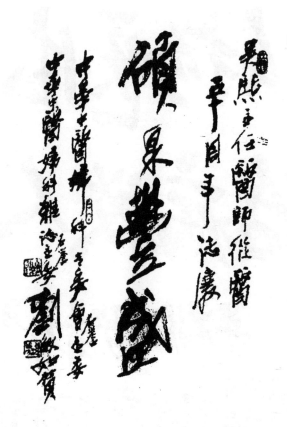

国医大师刘敏如题词

杏林春暖发新枝
橘井流香漂の海

江苏省中医院　夏桂成
一九九〇·三月吉日　题

国医大师夏桂成题词

# 序 一

祖国医学是世界宝贵文化遗产之一，深入发掘、发扬光大这一伟大宝库，不仅有利于我国人民健康事业发展，而且可以充实世界医学，意义深远。继承发扬祖国医学遗产，是当前我国中医药事业发展的重要任务，中医从业者应脚踏实地，勤勉不懈，奋发努力，从整理古代文献与历代名家临床经验的点滴做起，聚沙成塔，集腋成裘。

闽南吴氏妇科流派传承至今 242 年历 11 代，其七世医吴瑞甫是我国著名的中医大师，学生遍布东南亚和港、澳、台，在新加坡创立中医杂志、中医医院、中医公会等，享誉海内外。福建省名中医吴熙主任医师是闽南吴氏妇科第九代传人，从事中医妇科学术、临床研究 59 年，业绩斐然，颇有建树。福建中医药大学附属人民医院吴熙全国名老中医专家传承工作室成员及吴熙的学术传人潘丽贞、严炜、王小红、李红、黄熙理、王鹭霞、吴阿娇、吴涓婷、陈敏、吴岩等 65 人在吴熙主任医师带领下，撰写了《闽南吴氏妇科传承蕴秘》《闽南吴氏不孕症诊疗经典经验》《闽南吴氏妇科病诊疗经典经验》《妇科肿瘤预测学》四部专著，出版发行。

吴熙主任医师打破"吴氏秘方不得外传"的祖训，广泛授徒，著书立说，值得广大中医医师学习和借鉴。四部专著是进一步整理、研究中医妇科之佳作，对发掘闽南文化，促进两岸中医学术交流将起到积极的推动作用。

故乐为之序！

福建省卫生计生委副主任

主任医师、教授、博导　阮诗玮

2016 年 4 月 19 日

# 序　二

吴熙主任是我国著名的中医妇科学家,他出身于延陵吴氏中医世家。吴氏从河南迁至厦门同安,自一世医至今已传十一世,皆业中医。吴熙为吴氏九世医,师从其父吴永康学习吴派家传学术经验,又拜游书元、俞慎初、俞长荣、姜春华、哈荔田为师,学习医史、文献、经典著作、妇科等知识来充实吴派学术体系。他长期致力于中医妇科临床、教学、科研工作,在中医治疗不孕症和疑难杂症等领域具有很深的造诣,为振兴中医妇科事业作出了杰出贡献,是一位德艺双馨的国家级名老中医。

2012年,国家中医药管理局确定在福建中医药大学附属人民医院建设吴熙全国名老中医专家传承工作室,整理和研究吴熙名老中医药专家学术思想,探索建立中医药学术传承和推广应用的有效方法和创新模式。自工作室成立以来,吴熙主任孜孜不倦地带领着闽南吴氏妇科流派继承人、传人、学生,整理、研究吴氏临床实践经验、辨证论治方法,以及用药制方思路等,已撰写出版《吴熙中医妇科学》等著作13部,另有《闽南吴氏妇科传承蕴秘》《闽南吴氏不孕症诊疗经典经验》《闽南吴氏妇科病诊疗经典经验》《妇科肿瘤预测学》四部专著2016年由厦门大学出版社出版发行。这四部专著收录了吴熙工作室各成员发表的论文、吴熙诊疗妇科临床疾病的特色方法、吴熙治疗不孕症的临床诊疗经验方及现代药理研究、吴熙治疗各类妇科疾病的经典处方及处方方解,涵盖了吴氏历代妇科经典处方和治疗特色,足以让妇科界医者比较全面地了解和学习闽南吴氏妇科临床诊疗之精粹。

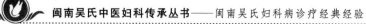
老骥伏枥,志在千里。吴老虽已76高龄,仍老当益壮,一心扑在中医临床和教学工作中,是吾辈学习之楷模。

是以为序。

福建中医药大学附属人民医院党委书记、院长
福建中医大学附属康复医院院长　主任医师、教授、硕导　　刘建忠

2016 年 4 月 22 日

# 前　言

　　中医妇科学是中医学重要组成部分,也是中医学中最具优势和特色的学科之一。自古以来,诸多医家在妇科领域作出了杰出贡献,逐渐形成自己完整的理论体系,推动了妇科学科发展。新中国成立后,中医妇科发展更加蓬勃,百花齐放,百家争鸣,群星璀璨,涌现出一大批医术与医德双馨的医学专家,推动着中医妇科学理论体系进一步完善,临床经验不断丰富。

　　为了继承和发扬闽南吴氏妇科流派的学术思想和临床经验,遵循习近平总书记在全国政协十二届三次会议民革、台盟、台联委员联组会所说"台湾除了原住民,大陆人民去台湾的以闽南地区为主,讲的就是闽南话。血缘相亲,文源相同。闽南文化作为两岸文化交流的重要部分,大有文章可做",福建中医药大学附属人民医院吴熙全国名老中医专家传承工作室组织闽南吴氏妇科流派的继承人、传人、学生 65 人组成团体,整理、编撰《闽南吴氏妇科传承蕴秘》《闽南吴氏不孕症诊疗经典经验》《闽南吴氏妇科病诊疗经典经验》《妇科肿瘤预测学》四部专著。

　　闽南吴氏妇科流派传承至今 242 年历 11 代。一世医吴忱(1750—1795)草鞋仙誉满同安城;二世医吴炜(1769—1815)济仙德术传遍鹭岛;三世医吴昊(1789—1844)菩萨之心众人敬仰;四世医吴彪(1810—1866)念经拜佛普救众生;五世医吴汉(1830—1890)赤脚仙串铃走万家;六世医吴大满、林剑(吴大满1851—1906,林剑生卒年不详)阿南公名扬东南亚,阿南婆手鉴传四方；七世医吴瑞水（1868—1929）废寝忘食不辞辛苦；七世医吴瑞兴（1870—1925）门庭若市不怕疲劳；七世医吴瑞甫（1871—1952）中医大师誉满全球；八世医吴永康（1920—1978）发扬国粹精研细读；九世医吴熙（1940—　　）送子观音德术双馨；十世医吴岩（1962—　　）吴派传人发扬光大；十一世医吴滢（1989—　　）继承发扬祖传特色。

　　闽南吴氏妇科流派七世医吴瑞甫是我国著名的中医大师，学生遍布东南亚和港、澳、台，在新加坡创立中医杂志、中医医院、中医学会等，享誉海内外。

　　为了继承和发扬闽南吴氏妇科学术流派的学术经验，本人打破吴氏老祖宗的遗训"吴氏妇科特色不得外传"、"中医传男不传女"，现将吴氏的历代妇科经典处方和治疗特色整理成书，出版发行，为振兴中医药事业作出贡献。

　　本书出版承蒙国医大师班秀文、刘敏如、夏桂成题词，得到了中华中医药学会妇科分会以及"世界中联"妇科专业委员会历任领导肖承悰、尤昭玲、罗颂平、韩冰的指导和帮助。感谢中华中医药学会副会长李俊德教授、福建省卫计委副主任阮诗玮教授，福建省中医药学会会长、福建中医药大学附属人民医院院长刘建忠教授的鼎力支持，感谢之至。

　　敬请同行及读者雅正。

吴　熙

丙申年初夏于榕城

# 目 录

# 第一章　月经病

## 第一节　月经先期

### 一、血热证

（一）吴氏治疗月经先期血热证阳盛血热证方

处方：川芎5 g　当归10 g　白芍10 g　生地15 g　艾叶10 g
阿胶10 g　定经草15 g　人字草15 g

注：清经散（《傅青主女科》）方加味。

主治：月经先期血热证阳盛血热证。

处方新解：本方证因素体阳盛，或过食温燥、辛辣之品，或感受热邪，蕴而化热，热伤冲任，扰动血海，迫血妄行，故月经提前而至。《傅青主女科·调经》说："先期而来多者，火热而水有余也。"治宜养阴清热，凉血调经。方中川芎活血行气，善"下调经水，中开郁结"，为"血中气药"、妇科要药；当归补血调经，活血止痛，为妇科补血调经要药；白芍养血敛阴，柔肝止痛，平抑肝阳；生地清热凉血，养阴生津，为清热凉血止血之要药；艾叶温经止血，散寒调经，为治疗妇科下焦虚寒或寒客胞宫之要药；阿胶甘平质润，为血肉有情之品，对出血而兼阴虚、血虚者尤为适宜；定经草清热解毒，利水通淋；人字草清热利湿，健脾清肺。全方清热降火，凉血养阴，使热去则阴伤，血安而经自调。

注：若月经过多者，去茯苓，酌加地榆、茜草根以凉血止血；若经行腹痛，经行夹瘀块者，酌加炒蒲黄、三七以活血化瘀止血。

（二）吴氏治疗月经先期血热证肝郁血热证方

处方：柴胡 10 g　白芍 10 g　白术 15 g　茯苓 15 g　丹皮 10 g　栀子 10 g　炙甘草 5 g　当归 10 g　黄芪 15 g

注：丹栀逍遥散（《薛氏医案》）加味。

主治：月经先期血热证肝郁血热证。

处方新解：本方证系肝郁血虚，内有郁热，素性抑郁，或情志内伤，抑郁不乐，肝气郁结，郁久化热，热伤冲任，迫血妄行，遂致月经提前而至。治宜养血健脾，疏肝清热。方中柴胡苦平，疏肝解郁，使肝郁得以条达；白芍酸苦微寒，养血敛阴，柔肝缓急；当归甘辛苦温，养血和血，且其味辛散，为血中气药。当归、白芍与柴胡同用，补肝体而调肝用，使血和则肝和，血充则肝柔。木郁则土衰，肝病易传脾，故以白术、茯苓、甘草健脾益气；非但实土以御木乘，且使营血生化有源。丹皮清热凉血，活血祛瘀；栀子泻火除烦，清热利湿，凉血解毒；黄芪甘温，为补中益气之要药。诸药合用，共奏养血健脾、疏肝清热之效。

（三）吴氏治疗月经先期阴虚血热证方

处方：生地 10 g　地骨皮 15 g　白芍 10 g　麦冬 10 g　沙参 10 g　女贞子 10 g　旱莲草 10 g　白薇 10 g　生牡蛎 30 g（先煎）

注：两地汤（《傅青主女科》）加味。

主治：月经先期阴虚血热证。

处方新解：本方证因素体阴虚，或失血伤阴，产多乳众，耗损精血，或思虑过度，营阴暗耗，阴虚血少，虚热内生，热扰冲任，冲任不固，不能制约经血，遂致月经提前而至。治宜滋阴清热。方中生地清热凉血，养阴生津，为清热凉血止血之要药；地骨皮凉血除蒸，清肺降火，生津止渴，清血热而止血；白芍养血敛阴，柔肝止痛，平抑肝阳，善养血调经，治经行腹痛、崩漏；麦冬养阴生津，润肺清心，能养心阴，清心热，略具除烦安神作用；女贞子甘苦而凉，善能滋补肝肾之阴,旱莲草甘酸而寒,补养肝肾,凉血止血,二药合为二至,为平补肝肾之剂;白薇清热益阴,利水除湿;生牡蛎养阴,平肝潜阳。诸药合用,共奏滋阴清热之效。

## 二、气虚证

**(一)吴氏治疗月经先期血热证脾气虚弱证方**

处方:西洋参10 g　炙黄芪15 g　当归10 g　甘草5 g　龙眼肉15 g　淮山药20 g　熟地15 g　乌贼骨20 g　炙甘草5 g　续断10 g　益母草10 g

注:补中益气汤(《脾胃论》)加味。

主治:月经先期血热证脾气虚弱证。

处方新解:本方证因素体虚弱,或劳力过度,忧思不解,饮食不节,损伤脾气,脾伤则中气虚弱,冲任不固,不能统摄经血,致月经提前而至。治宜补中益气,摄血调经。方中西洋参补气养阴,清热生津;炙黄芪健脾补中,升阳举陷,益胃固表;当归甘辛苦温,养血和血,且其味辛散,为血中气药;龙眼肉补益心脾,养血安神;淮山药健脾养胃,生津益肺,补肾填精;熟地补血养阴,填精益髓,为养血补虚、补肾阴之要药;乌贼骨收敛止血,"主女子血枯病、伤肝";续断补肝肾,强筋骨,止血安胎;益母草活血调经,清热解毒,主入血分,善活血祛瘀调经,作用平和,为经产要药;甘草补脾益气,调和诸药。综合全方,补气健脾,使后天生化有源,脾胃气虚诸证自可痊愈。

**(二)吴氏治疗月经先期血热证肾气不固证方**

处方:鹿角胶15 g　艾叶10 g　熟地25 g　当归10 g　乌贼骨30 g　仙茅10 g　炙甘草5 g　黄芪15 g　黑枸杞10 g

注:归肾丸(《景岳全书》)加味。

主治:月经先期血热证肾气不固证。

处方新解：本方证缘于房劳多产，或久病伤肾，肾气虚弱，肾虚则冲任不固，不能制约经血，遂致月经提前而至。治宜滋阴养血，填精益髓。方中鹿角胶补肾阳，益精血，强筋骨；艾叶温经止血，散寒调经，安胎；熟地补血养阴，填精益髓，为养血补虚、补肾阴之要药；当归补血调经，活血止痛，为补血之圣药，妇科补血调经、活血行气之要药；乌贼骨收敛止血，善治崩漏便血、赤白带下；仙茅温肾壮阳，祛寒除湿；黄芪健脾补中，升阳举陷，益胃固表；黑枸杞滋补肝肾；甘草补脾益气，缓急止痛，清热解毒，调和诸药。诸药合用，共奏滋阴养血、填精益髓之效。

## 三、血瘀证

### 吴氏治疗月经先期血热证血瘀证方

处方：川芎 5 g　当归 10 g　白芍 10 g　熟地 15 g　红花 10 g香附 10 g　山楂 20 g　蒲黄 10 g　五灵脂 10 g

注：桃红四物汤（《妇科心法要诀》）加味。

主治：月经先期血热证血瘀证。

处方新解：本方证症见经期提前，量中或稍多，色暗红，质黏稠，或伴小腹疼痛，痛处固定，面色晦暗或有暗斑，舌暗，或见瘀点、瘀斑，苔厚腻，脉涩。治宜清热凉血，活血祛瘀。方中桃红四物汤以祛瘀为核心，辅以养血、行气。方中以强劲的破血之品红花为主，力主活血化瘀；以甘温之熟地、当归滋阴补肝，养血调经；芍药养血和营，以增补血之力；川芎活血行气，调畅气血，以助活血之功。加用香附疏肝解郁，调经止痛，理气调中；山楂活血散瘀，化痰行气；蒲黄、五灵脂合为失笑散，活血祛瘀，散结止痛。全方配伍得当，使瘀血祛、新血生、气机畅，化瘀生新是该方的显著特点。

## 第二节　月经后期

### 一、吴氏治疗月经后期血热证血虚证方

处方:川芎 5 g　当归 10 g　白芍 10 g　熟地 15 g　炒白术 10 g　茯苓 10 g　砂仁 5 g(后入)　五味子 10 g　山茱萸 10 g　黑枸杞 10 g

注:小营煎(《景岳全书》)加减。

主治:月经后期血热证血虚证。

处方新解:本方证症见周期延后,量少,色淡红,质清稀,或小腹绵绵作痛;或头晕眼花,心悸少寐,面色苍白或萎黄;舌质淡红,脉细弱。治宜养血滋阴。方中川芎活血行气,为"血中气药",治血瘀气滞之要药,善"下调经水,中开郁结",为妇科要药;当归补血调经,活血止痛,为补血之圣药,妇科补血调经要药;白芍养血敛阴,柔肝止痛,平抑肝阳;熟地补血养阴,填精益髓,为养血补虚、补肾阴之要药;白术、茯苓、砂仁补益脾胃,调补中焦;五味子收敛固涩,益气生津,补肾宁心;山茱萸补益肝肾,收敛固涩;黑枸杞滋补肝肾。诸药合用,共奏清热凉血、活血祛瘀之效。

### 二、吴氏治疗月经后期血热证肾虚证方

处方:当归 10 g　熟地 15 g　山茱萸 15 g　黑枸杞 10 g　铁皮石斛 10 g　桑葚 15 g　怀牛膝 8 g　甘草 5 g

注:当归地黄饮(《景岳全书》)加减。

主治:月经后期血热证肾虚证。

处方新解:本方证症见周期延后,量少,色暗淡,质清稀,或带下清稀;腰膝酸软,头晕耳鸣,面色晦暗,或面部暗斑;舌淡,苔薄白,脉沉细。治宜补肾养血调经。方中当归补血调经,活血止痛,

为补血之圣药,妇科补血调经要药;熟地补血养阴,填精益髓,为养血补虚、补肾阴之要药;山茱萸酸微温质润,温而不燥,补而不峻,既补肾益精,又温肾助阳,为平补阴阳之要药;黑枸杞滋补肝肾;铁皮石斛益胃生津,滋阴清热;桑葚滋阴补血,生津;怀牛膝活血通经,补肝肾,强筋骨,活血祛瘀力较强,性善下行,长于活血通经,为治经产病要药;甘草补脾益气,缓急止痛,清热解毒,调和诸药。诸药合用,共奏补肾养血调经之效。

## 三、血寒

### (一)吴氏治疗月经后期血寒证方(实寒)一方

处方:川芎 5 g  当归 10 g  白芍 10 g  熟地 15 g  丹皮 10 g 延胡索 10 g  姜黄 10 g  蒲黄 10 g  甘草 5 g

注:温经汤(《妇人大全良方》)加减。

主治:月经后期血寒(实寒)证。

处方新解:本方证缘于外感寒邪,或过食寒凉,血为寒凝,冲任滞涩,血海不能按时满溢,故周期延后,量少;寒凝冲任,故经色暗有块;寒邪客于胞中,气血运行不畅,"不通则痛",故小腹冷痛;得热后气血稍通,故小腹痛减;寒邪阻滞于内,阳不外达则畏寒肢冷,面色青白;舌淡暗,苔白,脉沉紧,均为实寒之证。治宜温经散寒调经。当归、川芎活血祛瘀,养血调经;丹皮既助诸药活血散瘀,又能清血分虚热;白芍酸苦微寒,养血敛阴,柔肝止痛;甘草益气健脾,以资生化之源,阳生阴长,气旺血充;姜黄辛开散结,通降胃气,以助祛瘀调经;熟地补血养阴,填精益髓,为养血补虚、补肾阴之要药;延胡索活血行气,能"行血中气滞、气中血滞",为活血化瘀良药,其作用卓著,药力持久;蒲黄化瘀,止血,止血而不留瘀。诸药合用,共奏温经散寒、养血祛瘀之功。本方的配伍特点有二:一是方中温清补消并用,但以温经补养为主;二是大队温补药与少量寒凉药配伍,能使全方温而不燥、刚柔相济,以成温养化瘀之剂。

（二）吴氏治疗月经后期血寒证方（虚寒）二方

处方：肉桂3 g　附子10 g　甘草5 g　鹿角霜10 g　巴戟天10 g　杜仲10 g　山萸肉10 g　菟丝子10 g

注：温经汤（《金匮要略》）加减。

主治：月经后期血寒（虚寒）证。

处方新解：本方证缘于阳气不足，阴寒内盛，不能温养脏腑，气血生化不足，气虚血少，冲任不充，血海满溢延迟，故月经推迟而至，量少；阳虚血失温煦，故经色淡红，质稀；阳虚不能温煦子宫，故小腹隐痛，喜暖喜按；阳虚肾气不足，外腑失养，故腰酸无力；舌淡苔白，脉沉迟或细弱，均为阳虚失煦，不能生血行血，血脉不充之象。治宜扶阳祛寒调经。方中肉桂补火助阳，散寒止痛，温经通脉，引火归原；附子回阳救逆，补火助阳，散寒止痛；鹿角霜补肾阳，益精血，强筋骨；巴戟天补肾助阳，善治肾阳虚之宫冷不孕症；杜仲补肝肾，强筋骨，安胎；山萸肉酸微温质润，温而不燥，补而不峻，既补肾益精，又温肾助阳，为平补阴阳之要药；菟丝子补肾益精，养肝明目，安胎，为平补阴阳之品；甘草补脾益气，清热解毒，调和诸药。诸药合用，共奏扶阳祛寒调经之效。

## 四、气虚

### 吴氏治疗月经后期气滞证方

处方：川芎5 g　当归10 g　白芍10 g　熟地15 g　木香10 g　砂仁5 g　香附10 g　黄芪15 g　青皮10 g　延胡索10 g　枳壳10 g

注：柴胡疏肝散（《景岳全书》）加味。

主治：月经后期气滞证。

处方新解：本方证缘于情志不遂，木失条达，则致肝气郁结，经气不利，故见胁肋疼痛，胸闷，脘腹胀满；肝失疏泄，则情志抑郁易怒,善太息;脉弦为肝郁不舒之征。治宜疏肝理气,活血调经。遵《内经》"木郁达之"之旨,治宜疏肝理气之法。香附理气疏肝而止痛,川芎活血行气以止痛,二药相合,解肝经之郁滞,并增行气活血之效。枳壳理气行滞,芍药养血柔肝,缓急止痛;当归补血调经,活血止痛,为补血之圣药,妇科补血调经要药;熟地补血养阴,填精益髓;木香行气止痛;砂仁温脾理气安胎;黄芪健脾补中,升阳举陷,益胃固表;青皮疏肝破气,消积化滞;延胡索活血,行气,止痛。诸药相合,共奏疏肝行气、活血调经之功。

### 五、痰湿阻滞

吴氏治疗月经后期痰湿阻滞证方

处方:党参15 g　白术10 g　茯苓10 g　甘草5 g　川芎5 g　当归10 g　赤芍10 g　熟地15 g　橘红10 g　法夏10 g　竹茹10 g　苍术10 g　薏苡仁20 g　石菖蒲10 g

注:八珍汤加味。

主治:月经后期血热证痰湿阻滞证。

处方新解:本方所治气血两虚证多由久病失治,或病后失调,或失血过多而致,病在心、脾、肝三脏。心主血,肝藏血,心肝血虚,故见面色苍白,头晕目眩,心悸怔忡,舌淡脉细。脾主运化而化生气血,脾气虚,故面黄肢倦,气短懒言,饮食减少,脉虚无力。治宜益气与养血并重。方中党参与熟地相配,益气养血;白术、茯苓健脾渗湿,助党参益气补脾;当归、芍药养血和营,助熟地滋养心肝;川芎为佐,活血行气,使地、归、芍补而不滞;橘红散寒,燥湿,利气;法夏燥湿化痰,消痞散结,为燥湿化痰、温化寒痰之要药,善治脏腑之湿痰;苍术燥湿健脾,祛风散寒;薏苡仁利水消肿,渗湿健脾;石菖蒲开窍醒神,化湿和胃,宁神益智;甘草为使,益气和中,调和诸药。

## 第三节 月经先后无定期

### 一、吴氏治疗月经先后无定期肝郁证方

处方:菟丝子 15 g　酒白芍 10 g　酒当归 10 g　熟地 15 g　茯苓 10 g　柴胡 10 g　北沙参 10 g　麦冬 10 g　枸杞 10 g　小茴香 10 g

注:逍遥散(《太平惠民和剂局方》)。

主治:月经先后无定期肝郁证。

处方新解:本方主治肝郁血虚,而致两胁作痛,寒热往来,头痛目眩,口燥咽干,神疲食少,月经不调,乳房作胀,脉弦而虚者。病机为肝气郁结,脾失健运,阴血不足。肝为藏血之脏,性喜条达而主疏泄,体阴用阳。若七情郁结,肝失条达,或阴血暗耗,或生化之源不足,肝体失养,皆可使肝气横逆,胁痛、寒热、头痛、目眩等症随之而起。"神者,水谷之精气也。"(《灵枢·平人绝谷篇》)神疲食少,是脾虚运化无力之故。脾虚气弱则统血无权,肝郁血虚则疏泄不利,所以月经不调,乳房胀痛。本方既有柴胡疏肝解郁,又有当归、白芍养血柔肝;尤其当归之芳香可以行气,味甘可以缓急,更是肝郁血虚之要药;茯苓健脾去湿,使运化有权;菟丝子补肾益精,养肝明目,安胎;熟地补血养阴,填精益髓;北沙参、麦冬养阴生津,润肺清心;枸杞滋补肝肾,益精明目;小茴香散寒止痛,理气和胃。如此配伍既补肝体,又助肝用,气血兼顾,肝脾并治,立法全面,用药周到,故为调和肝脾之名方。诸药相配,体现了肝脾同治,重在治肝之法。

### 二、吴氏治疗月经先后无定期肾虚证方

处方:菟丝子 10 g　川续断 10 g　桑寄生 10 g　黑枸杞 10 g

铁皮石斛 10 g　薏苡仁 15 g　桑螵蛸 10 g

　　注:寿胎丸(《医学衷中参西录》)加味。

　　主治:月经先后无定期血热肾虚证。

　　处方新解:菟丝子大能补肾,肾旺自能荫胎也。桑寄生能养血、强筋骨,大能使胎气强壮,故《神农本草经》载其能安胎。川续断亦补肾之药。黑枸杞滋补肝肾,益精明目;铁皮石斛益胃生津,滋阴清热;薏苡仁健脾益肾,渗湿利水;桑螵蛸补肾助阳。此方乃思预防之法,非救急之法。若胎气已动,或至下血者,又另有急救之方。

### 三、吴氏治疗月经先后无定期脾虚证方

　　处方:党参 15 g　白术 10 g　茯苓 10 g　甘草 5 g　薏苡仁 15 g　砂仁 10 g　大枣 5 枚　香附 10 g　丹皮 10 g

　　注:参苓白术散(《太平惠民和剂局方》)加味。

　　主治:月经先后无定期血热脾虚证。

　　处方新解:本方证症见经来先后无定,经量少,色淡,或伴下腹坠胀,喜温喜按,带下清稀,伴疲乏,面色白或萎黄,纳少便溏。治宜补脾胃,调经。方中党参补脾肺气,补血生津,既补气又养血;白术健脾益气,燥湿利尿,为补气健脾第一要药、安胎圣品;茯苓利水渗湿,健脾宁心;薏苡仁渗湿健脾;香附疏肝解郁,调经止痛,理气调中;丹皮清热凉血,活血祛瘀;砂仁化湿开胃,温脾止泻,理气安胎;大枣补中益气,养血安神,缓和药性;甘草补益脾胃,调和诸药。诸药相合,共奏补脾胃调经之效。

## 第四节 月经过多

### 一、吴氏治疗月经过多气虚证方

处方:西洋参 10 g 黄芪 20 g 升麻 10 g 白术 10 g 炙甘草 5 g 茜草 10 g 地榆炭 15 g 萸肉 15 g 生龙牡(先煎)各 30 g

注:吴氏经验方。

主治:月经过多血热气虚证。

处方新解:本方证缘于气虚则冲任不固,经血失于制约,故经行量多;气虚火衰不能化血为赤,故经色淡红,质清稀;气虚中阳不振,故神疲肢倦,气短懒言;气虚失于升提,故小腹空坠;面色㿠白,舌淡,脉细弱均为气虚之征象。治宜补气摄血固冲。方中西洋参补气养阴,清热生津;黄芪健脾补中,升阳举陷,益胃固表;升麻清热解毒,升举阳气;白术健脾益气,利尿安胎;茜草凉血化瘀,止血通经;地榆炭性凉,有凉血止血之功,味苦主降,尤宜下焦血热;山萸肉酸微温质润,温而不燥,补而不峻,既补肾益精,又温肾助阳,为平补阴阳之要药;生龙牡镇惊安神;炙甘草补益脾胃,调和中药。诸药合用,共奏补气摄血固冲之效。

### 二、吴氏治疗月经过多血热证方

处方:生地 15 g 熟地 15 g 白芍 10 g 丹皮 5 g 地榆 15 g 槐花 10 g 黄芩 10 g 阿胶 10 g(另冲)

注:保阴煎(《景岳全书》)加味。

主治:月经过多血热证。

处方新解:本方证缘于热盛于里,扰及冲任、血海,乘经行之际,迫血下行,故经量增多;血为热灼,则经色鲜红或深红而质稠;

血热瘀滞,经行不畅,故有小血块;热邪扰心则心烦,伤津则口渴、尿黄便结;舌红,苔黄,脉滑数均为热盛于里之象。治宜清热凉血、固冲止血。方中生地清热凉血,养阴生津;熟地补血养阴,填精益髓;白芍养血敛阴,柔肝止痛,平抑肝阳;丹皮清热凉血,活血祛瘀;地榆性凉,有凉血止血之功,味苦主降,尤宜下焦血热;黄芩清热燥湿,泻火解毒,止血安胎;阿胶甘平质润,为血肉有情之品,为补血要药,善治血虚出血之证。诸药合用,共奏清热凉血、固冲止血之效。

# 第五节　月经过少

## 一、吴氏治疗月经过少血虚证方

处方:党参20 g　黄芪20 g　川芎5 g　当归10 g　白芍10 g　熟地15 g　黑枸杞10 g　山萸肉15 g

注:滋血汤(《证治准绳》)加减。

主治:月经过少血虚证。

处方新解:本方证缘于营血衰少,冲任血海不充,故月经量少;血虚赤色不足,精微不充,故色淡,质稀;血虚胞脉失养,则小腹隐痛,面色萎黄,心悸怔忡;色淡、脉细,亦属血虚之象。治宜养血益气调经。方中党参补脾肺气,补血生津;黄芪健脾补中,升阳举陷,益胃固表;川芎活血行气,祛风止痛;当归补血调经,活血止痛;白芍养血敛阴,柔肝止痛,平抑肝阳;熟地补血养阴,填精益髓;黑枸杞滋补肝肾;山萸肉补益肝肾,收敛固涩。诸药合用,共奏行气和血、养血调经之效。

## 二、吴氏治疗月经过少肾虚证方

处方:川芎5 g　当归10 g　白芍10 g　熟地15 g　炙甘草

5 g　山萸肉 15 g　黑枸杞 10 g　铁皮石斛 10 g　鸡血藤 20 g

注：归肾丸（《景岳全书》）加味。

主治：月经过少肾虚证。

处方新解：本方证缘于禀赋不足或后天伤肾，肾气亏虚，精血不足，冲任血海空虚以致经量素少或渐少；肾阳虚，血不化赤，则经色暗淡，质稀；肾虚则腰膝酸软，足跟痛；经亏血少，脑髓不充，故头晕耳鸣，胞系于肾，肾阳不足，胞失温煦，故小腹冷；肾虚，膀胱之气不固，故夜尿频多；舌淡，脉沉弱或沉迟亦为肾气不足之象。治宜滋阴养血，填精益髓。方中川芎活血行气，祛风止痛；当归补血调经，活血止痛；白芍养血敛阴，柔肝止痛，平抑肝阳；熟地补血养阴，填精益髓；山萸肉酸微温质润，温而不燥，补而不峻，既补肾益精，又温肾助阳，为平补阴阳之要药；石斛益胃生津，滋阴清热；鸡血藤行血补血，调经，舒筋活络；黑枸杞滋补肝肾；甘草补脾益气，缓急止痛，清热解毒，调和诸药。诸药合用，共奏滋阴养血、填精益髓之效。

### 三、吴氏治疗月经过少痰湿阻滞方

处方：苍附导痰汤（《叶天士女科》）加北山楂 10 g　泽泻 10 g

主治：月经过少痰湿阻滞方。

处方新解：本方证缘于痰湿内停，阻滞经络，气血运行不畅，血海不足，故经量减少，色淡质黏腻；痰湿内阻，中阳不振，则形体肥胖，胸闷呕恶；痰湿下注，伤及任带二脉，故带下量多而黏腻；舌淡，胎腻，脉滑，为痰湿内停之象。治宜化痰燥湿调经。原方治形盛气虚，多痰，数月而经始行者。方中二陈汤化痰燥湿，和胃健脾；苍术燥湿健脾；香附、枳壳理气行滞；南星燥湿化痰；神曲、生姜健脾和胃，温中化痰。全方有燥湿健脾、化痰调经之效。

# 第六节　月经延长

## 一、吴氏治疗月经延长气虚证方

处方:川芎5g　当归10g　白芍10g　熟地15g　黄芪20g
西洋参10g　炙甘草5g　龟板20g　茯神15g　龙眼肉15g

注:归脾汤(《妇人大全良方》)加减。

主治:月经延长气虚证。

处方新解:本方证缘于气虚冲任不固,经血失于制约,故经行过期不净,量多;气虚火衰不能化血为赤,故经色淡,质稀;中气不足,阳气不布,故倦怠乏力,气短懒言,小腹空坠,面色㿠白;舌淡,苔薄白,脉缓弱亦为气虚之象。治宜补气摄血,固冲调经。方中川芎活血行气,祛风止痛;当归补血调经,活血止痛;白芍养血敛阴,柔肝止痛,平抑肝阳;熟地补血养阴,填精益髓;黄芪健脾补中,升阳举陷,益胃固表;西洋参补气养阴,清热生津;龟板滋阴潜阳,益肾健骨,养血补心;茯神宁心,安神,利水;龙眼肉补益心脾,养血安神;甘草补脾益气,缓急止痛,清热解毒,调和诸药。诸药合用,共奏补气摄血、固冲调经之效。

## 二、吴氏治疗月经延长脾肾阳虚证方

处方:党参15g　白术15g　茯苓15g　甘草5g　巴戟天10g　补骨脂10g　覆盆子10g　桑螵蛸10g

注:建固汤(《傅青主女科》)。

主治:月经延长脾肾阳虚证。

处方新解:本方证缘于脾阳不振,统摄失权,经血失于制约,故经期延长;经血失却阳气温煦,故色暗淡质清稀;脾肾阳虚失于温煦,故见形寒肢冷;脾阳虚失于健运,故见食少纳呆,便溏;肾阳虚膀胱失于气化,故见尿频尿急。舌淡胖,脉沉细或沉缓亦为脾肾阳虚之象。治宜补益脾肾,温阳调经。方中党参补脾肺气,补血生津,既补气又养血;白术健脾益气,燥湿止汗,安胎;茯苓利水渗湿,健脾宁心;巴戟天补肾助阳,祛风除湿,善治肾阳虚之尿频、宫冷不孕症;补骨脂补肾助阳,温脾止泻;覆盆子益肾,明目;桑螵蛸补肾助阳;甘草补益脾胃,调和诸药。诸药合用,共奏补益脾肾、温阳调经之效。

### 三、吴氏治疗月经延长阴虚内热证方

处方:当归 10 g　生地 15 g　丹皮 10 g　地骨皮 10 g　白芍 10 g　太子参 15 g　炙甘草 10 g　定经草 10 g

注:两地汤(《傅青主女科》)加味。

主治:月经延长阴虚内热证。

处方新解:本方证缘于阴虚内热,热扰冲任,冲任不固,经血失约,故经行时间延长;阴虚水亏,故经量减少,质稀,无血块,火旺故经色鲜红;虚火灼津,津液不能上承则咽干口燥,潮热颧红,手足心热,舌红苔少,脉细数,均为阴虚内热之象。治宜养阴清热止血。方中生地清热凉血,养阴生津,为清热凉血止血之要药;地骨皮凉血除蒸,清肺降火,生津止渴,清血热而止血;白芍养血敛阴,柔肝止痛,平抑肝阳,善养血调经,治经行腹痛、崩漏;当归补血调经,活血止痛,润肠通便,为补血圣药、妇科补血调经要药;丹皮清热凉血,活血祛瘀;太子参补气健脾,生津润肺,为补气药中的清补之品;定经草利水通淋,清热调经;炙甘草补益脾胃,调和诸药。诸药合用,共奏养阴清热止血之效。

# 第七节　经间期出血

## 一、吴氏治疗经间期出血阴虚内热证方

处方:丹皮 10 g　地骨皮 10 g　熟地 10 g　白芍 10 g　阿胶 10 g　泽泻 10 g　柴胡 10 g　栀子 10 g　淮山 20 g　山茱萸 10 g

注:两地汤(《傅青主女科》)加味。

主治:经间期出血阴虚内热证。

处方新解:本方证缘于经间期氤氲之时,阳气内动,若阴气偏虚,虚火内生,虚火与阳气相搏,损伤阴络,冲任不固,而发生阴道出血;阴虚阳动,故色鲜红,五心烦热;腰酸头晕难寐,舌红,脉细数,均为阴虚内热之证。治宜滋阴养血,固冲止血。方中地骨皮凉血除蒸,清肺降火,生津止渴,清血热而止血;白芍养血敛阴,柔肝止痛,平抑肝阳,善养血调经,治经行腹痛、崩漏;丹皮清热凉血,活血祛瘀;熟地补血养阴,填精益髓,为养血补虚、补肾阴之要药;阿胶甘平质润,为血肉有情之品,为补血要药,善治血虚出血之证;泽泻利水消肿,渗湿泻热;柴胡疏肝解郁,升举阳气;栀子泻火除烦,清热利湿,凉血止血;淮山健脾养胃,生津益肺;山茱萸酸微温质润,温而不燥,补而不峻,既补肾益精,又温肾助阳,为平补阴阳之要药。诸药合用,共奏滋阴养血、固冲止血之效。

## 二、吴氏治疗经间期出血肝郁化火证方

处方:淮山 20 g　熟地 15 g　山茱萸 10 g　泽泻 10 g　柴胡 10 g　白芍 10 g　栀子 10 g　白薇 10 g

主治:经间期出血肝郁化火证。

处方新解:本方证缘于素体阴虚,或失血伤阴,产多乳众,耗损精血,或思虑过度,营阴暗耗,阴虚血少,虚热内生,热扰冲任,冲任

不固,不能制约经血,遂致经间期出血。治宜滋阴清热,固冲止血。方中淮山健脾养胃,生津补肾;熟地补血养阴,填精益髓,为养血补虚、补肾阴之要药;山茱萸酸微温质润,温而不燥,补而不峻,既补肾益精,又温肾助阳,为平补阴阳之要药;泽泻利水消肿,渗湿,泻热;柴胡疏肝解郁,升举阳气;白芍养血敛阴,柔肝止痛,平抑肝阳,善养血调经,治经行腹痛、崩漏;白薇清热益阴,利水除湿。诸药合用,共奏滋阴清热、固冲止血之效。

### 三、吴氏治疗经间期出血湿热证方

处方:鹿胶 10 g(另冲)　龟胶 10 g(另冲)　升麻 10 g　地榆炭 15 g　马齿苋 20 g　茜草 10 g　当归 10 g　黑豆 15 g　薏苡仁 15 g　白芍 10 g

注:清肝止淋汤(《傅青主女科》)加味。

主治:经间期出血湿热证。

处方新解:本方证缘于湿邪租于冲任胞络之间,蕴蒸生热,得经间期重阴转阳,阳气内动,引动内蕴之湿热,而扰动冲任血海,影响固藏,而见阴道出血;湿热与血搏结,故血色深红,质黏腻;湿热搏结,瘀滞不通,则小腹作痛;湿热流注下焦,任带二脉失约,故带下量多色黄;湿热熏蒸,故胸闷烦躁,口苦咽干,湿邪阻络,故神疲乏力,骨节酸楚;舌红,苔黄腻,脉弦或滑数,均为湿热之象。治宜清利湿热、固冲止血。方中鹿胶补肾阳,益精血,强筋骨,行血消肿;龟胶滋阴潜阳,益肾健骨,养血补心;升麻清热解毒,升举阳气;地榆炭性凉,有凉血止血之功,味苦主降,尤宜下焦血热;马齿苋清热解毒,凉血止血;茜草凉血化瘀,止血通经;当归补血调经,活血止痛;薏苡仁利水消肿,渗湿健脾;白芍养血敛阴,柔肝止痛,平抑肝阳。诸药合用,共奏清利湿热、固冲止血之效。

#### 四、吴氏治疗经间期出血血瘀证方

处方:熟大黄 10 g　紫草根 12 g　当归 10 g　地骨皮 10 g　三七粉 10 g　延胡索 10 g　香附 10 g

注:逐瘀止血汤(《傅青主女科》)加味。

主治:经间期出血血瘀证。

处方新解:本方证缘于瘀血阻滞于胞络冲任之间,经间期阳气内动,与之相搏,脉络损伤,血不循经,血海失固而出血。血色暗淡,夹有血块,瘀阻胞脉,故小腹疼痛拒按;瘀血内阻,气机不畅,故情志抑郁;舌紫暗或有瘀点,脉涩有力,均为瘀血之征。治宜化瘀止血。熟大黄清热泻火,凉血解毒,逐瘀通经;紫草根清热解毒,凉血活血;当归补血调经,活血止痛,为补血之圣药、妇科补血调经要药;地骨皮凉血除蒸,清肺降火,生津止渴,善清血热而止血;三七粉甘微苦性温,入肝经血分,功善止血,又能化瘀,有止血不留瘀、化瘀不伤正的特点,为止血之良药;延胡索能"行血中气滞、气中血滞",为活血化瘀止痛良药;香附疏肝解郁,调经止痛,理气调中,为疏肝解郁、行气止痛、妇科调经之要药。诸药合用,共奏化瘀止血之效。

#### 五、吴氏治疗经间期出血脾虚证方

处方:党参 15 g　白术 10 g　茯苓 15 g　甘草 5 g　乌贼骨 30 g　龙骨 30 g(先煎)　牡蛎 30 g(先煎)　升麻 10 g　黄芪 30 g

注:归脾汤加味。

主治:经间期出血脾虚证。

处方新解:本方证缘于气虚冲任不固,经血失于制约,故经间期出血,量多;气虚火衰不能化血为赤,故血色淡,质稀;中气不足,阳气不布,故倦怠乏力,气短懒言,小腹空坠,面色㿠白;舌淡,苔薄白,脉缓弱亦为气虚之象。治宜补气摄血,固冲调经。方中党参补

脾肺气,补血生津;白术健脾益气,燥湿止汗,安胎;茯苓利水渗湿,健脾宁心;乌贼骨收敛止血;龙骨、牡蛎镇惊安神,止血涩肠;升麻清热解毒,升举阳气;黄芪健脾补中,升阳举陷,益胃固表;甘草补脾益气,缓急止痛,清热解毒,调和诸药。诸药合用,共奏补气摄血、固冲调经之效。

# 第八节 崩漏

## 一、吴氏治疗崩漏肾虚证肾气虚证方

处方:西洋参10 g　黄芪20 g　续断15 g　杜仲15 g　桑寄生10 g　鹿角霜10 g　阿胶10 g　白术10 g　熟地15 g

注:寿胎丸(《医学衷中参西录》)加味。

主治:崩漏肾虚证肾气虚证。

处方新解:本方证缘于青年肾气未盛,更年期肾气渐虚,或中年房劳胎产数伤肾气,肾气虚衰,封藏失司,冲任不固,不能制约经血,故经乱无期,出血量多或淋漓不止,色淡红或淡暗,质清稀;腰膝酸软,舌淡暗,脉沉弱均为肾气虚之象。治宜补益肾气,固冲止血。方中西洋参补气养阴,清热生津;黄芪健脾补中,升阳举陷,益胃固表,为补中益气之要药;续断补肝肾,强筋骨,止血安胎;杜仲补肝肾,强筋骨,安胎;桑寄生祛风湿,补肝肾,强筋骨,安胎;鹿角霜补肾阳,益精血,强筋骨;阿胶甘平质润,为血肉有情之品,为补血要药,善治血虚出血之证;白术健脾益气,燥湿利尿,止汗,安胎;熟地补血养阴,填精益髓。诸药合用,共奏补益肾气、固冲止血之效。

## 二、吴氏治疗崩漏肾虚证肾阳虚证方

处方:制附子10 g　肉桂5 g　当归10 g　山萸肉10 g　黑枸

杞 15 g　桑葚 15 g　小茴香 10 g　高良姜 10 g

注:右归丸(《景岳全书》)加味。

主治:崩漏肾虚证肾阳虚证。

处方新解:本方证缘于肾阳虚衰,阳不摄阴,封藏失司,冲任不固,故经乱无期,出血量多或淋漓不尽;肾阳虚血失温煦,故色淡红质稀;肢冷畏寒,舌暗淡,脉沉细,均为肾阳不足之征。治宜温肾益气,固冲止血。方中制附子能温一身之阳,诸脏阳虚皆用;肉桂补火助阳,散寒止痛,温经通脉,引火归原;当归补血调经,活血止痛,为补血之圣药、妇科补血调经要药;山萸肉酸微温质润,温而不燥,补而不峻,既补肾益精,又温肾助阳,为平补阴阳之要药;黑枸杞滋补肝肾;桑葚滋阴补血,生津润肠;小茴香散寒止痛,理气和胃。诸药合用,共奏温肾益气、固冲止血之效。

### 三、吴氏治疗崩漏肾虚证肾阴虚证方

处方:高丽参 10 g　茜草炭 10 g　熟地 15 g　山萸肉 15 g
石斛 10 g　定经草 10 g　马齿苋 15 g　升麻 10 g

注:左归丸(《景岳全书》)加味。

主治:崩漏肾虚证肾阴虚证。

处方新解:本方证缘于肾水阴虚,冲任失守,故经乱无期,淋漓不止或暴崩下血;阴虚内热,故血色鲜红,质稠;头晕耳鸣,腰膝酸软,五心烦热,舌红少苔,脉细数,均为肾阴虚之象。治宜滋肾益阴、固冲止血。方中高丽参健脾益气,摄血调经;茜草炭既凉血止血,又活血行血,血热血瘀出血为尤;熟地补血养阴,填精益髓,为养血补虚之要药;山萸肉酸微温质润,温而不燥,补而不峻,既补肾益精,又温肾助阳,为平补阴阳之要药;石斛益胃生津,滋阴清热;定经草清热消肿,利水通淋,调经;马齿苋清热解毒,凉血止血;升麻清热解毒,升举阳气。诸药合用,共奏滋肾益阴、固冲止血之效。

### 四、吴氏治疗崩漏脾虚证

处方:西洋参 10 g　黄芪 20 g　白术 10 g　熟地 15 g　灶心土 30 g　当归 10 g　百草霜 10 g　三七粉 10 g　升麻 10 g

注:固本止崩汤(《傅青主女科》)加味。

主治:崩漏脾虚证。

处方新解:本方证缘于脾虚,中气虚弱甚或下陷,则冲任不固,血失统摄,故经血暴下或淋漓不尽;气虚火不足,故经色淡,质清稀;神疲气短,小腹空坠,舌淡胖,脉细弱,均为脾虚气弱之征。治宜补气摄血,固冲止崩。方中西洋参补气养阴,清热生津;黄芪健脾补中,升阳举陷,益胃固表;白术健脾益气,燥湿利尿,止汗,安胎;熟地补血养阴,填精益髓,为养血补虚之要药;当归补血调经,活血止痛,润肠通便,为补血之圣药、妇科补血调经要药;三七粉甘微苦性温,入肝经血分,功善止血,又能化瘀,有止血不留瘀、化瘀不伤正的特点,为止血之良药;升麻清热解毒,升举阳气。诸药合用,共奏补气摄血、固冲止崩之效。

### 五、吴氏治疗崩漏血热证方

处方:黄芩 10 g　黄柏 10 g　栀子炭 10 g　升麻 10 g　地榆炭 10 g　棕榈炭 10 g　阿胶 10 g(分冲)　生地炭 10 g

注:保阴煎(《景岳全书》)加味。

主治:崩漏血热证。

处方新解:本方证缘于阴虚内热,热扰冲任血海,经来无期,量少淋漓不止或量多势急;热灼阴血,其色鲜红;面颊潮红,烦热少寐,咽干口燥,便结,舌红,少苔,脉细数,均为阴虚内热之征。治宜养阴清热,固冲止血。方中黄芩清热燥湿,泻火解毒,止血安胎;黄柏清热燥湿,泻火除蒸,长于清下焦湿热;栀子炭泻火除烦,清热利湿,凉血解毒;升麻清热解毒,升举阳气;地榆炭性凉,有凉血止血之功,味苦主降,尤宜下焦血热;棕榈炭收敛止血;阿胶甘平质润,为血肉有情之品,为补血要药,善治血虚出血之证;生地炭清热凉血,养阴生津。

### 六、吴氏治疗崩漏血瘀证方

处方:蒲黄10 g　五灵脂10 g　川芎5 g　当归10 g　赤芍10 g　三七粉10 g(分冲)　熟地20 g　马齿苋15 g

注:失笑散(《太平惠民和剂局方》)加味。

主治:崩漏血瘀证。

处方新解:本方证缘于冲任、子宫瘀血阻滞,心血不安,故经血非时或淋漓不断;离经之瘀时聚时散,故出血量时多时少,时出时止或崩闭交替,反复难止;舌质紫暗或尖边有瘀点,脉弦细或涩,均为血瘀之征。治宜活血化瘀,固冲止血。方中蒲黄化瘀,止血,利尿,止血而不留瘀,善治各种出血证;五灵脂活血止痛,化瘀止血,为治血滞诸痛之要药;川芎活血行气,祛风止痛,为"血中气药"、治血瘀气滞之要药,善"下调经水,中开郁结",为妇科要药;当归补血调经,活血止痛,润肠通便,为补血之圣药、妇科补血调经要药;赤芍清热凉血,散瘀止痛;三七粉甘微苦性温,入肝经血分,功善止血,又能化瘀,有止血不留瘀、化瘀不伤正的特点,为止血之良药;熟地补血养阴,填精益髓;马齿苋清热解毒,凉血止血。诸药合用,共奏活血化瘀、固冲止血之效。

## 第九节　功能失调性子宫出血

### 一、吴氏治疗功能失调性子宫出血(无排卵型功血)

处方:鹿胶10 g(分冲)　龟胶10 g(分冲)　甘草5 g　山茱萸15 g　熟地15 g　枸杞15 g　菟丝子15 g　紫河车15 g

注:经验方。

主治:功能失调性子宫出血(无排卵型功血)。

处方新解:本方证缘于肾水阴虚,冲任失守,故经乱无期,淋漓不止或暴崩下血;阴虚内热,故血色鲜红,质稠,头晕耳鸣,腰膝酸软,五心烦热,舌红少苔,脉细数,均为肾阴虚之象。治宜滋肾益阴,固冲止血。方中鹿胶补肾阳,益精血,强筋骨;龟胶滋阴潜阳,益肾健骨,养血补心;熟地补血养阴,填精益髓,为养血补虚之要药;山萸肉酸微温质润,温而不燥,补而不峻,既补肾益精,又温肾助阳,为平补阴阳之要药;菟丝子为平补阴阳之品,善治肾虚腰痛、宫冷不孕;枸杞滋补肝肾,益精明目;紫河车补肾益精,养血益气;甘草补益脾胃,调和诸药。诸药合用,共奏滋肾益阴、固冲止血之效。

## 二、吴氏治疗功能失调性子宫出血(有排卵型功血)

处方:川芎5 g　当归10 g　白芍10 g　熟地15 g　知母10 g　黄柏10 g　山萸15 g　地榆炭10 g　龙骨30 g　牡蛎30 g　仙鹤草15 g

注:经验方。

主治:功能失调性子宫出血(有排卵型功血)。

处方新解:本方证缘于气虚冲任不固,经血失于制约,故经行过期不净,或非时漏下;气虚火衰不能化血为赤,故经色淡,质稀;中气不足,阳气不布,故倦怠乏力,气短懒言,小腹空坠,面色㿠白;舌淡,苔薄白,脉缓弱亦为气虚之象。治宜补气摄血,固冲调经。方中川芎活血行气,祛风止痛;当归补血调经,活血止痛;白芍养血敛阴,柔肝止痛,平抑肝阳;熟地补血养阴,填精益髓;知母清热泻火,生津润燥;黄柏清热燥湿,泻火除蒸,长于清下焦湿热;山萸肉酸微温质润,温而不燥,补而不峻,既补肾益精,又温肾助阳,为平补阴阳之要药;地榆炭性凉,有凉血止血之功,味苦主降,尤宜下焦血热;龙骨、牡蛎镇惊安神,止血涩肠;仙鹤草味涩收敛,功能收敛止血,广泛用于全身各部的出血之证。诸药合用,共奏补气摄血、固冲调经之效。

# 第十节 闭经

## 一、吴氏治疗闭经虚证肾气不足证方

处方:杜仲10g 续断10g 菟丝子10g 桑寄生10g 定经草10g 王不留行15g 路路通15g 牛膝15g 益母草15g 黑枸杞10g 山萸肉10g 紫河车15g

注:经验方。

主治:闭经虚证肾气不足证。

处方新解:本方证症见年逾16岁尚未行经,或月经初潮偏迟,时有月经停闭,或月经周期建立后,由月经周期延后、经量减少渐至月经停闭;或体质虚弱,全身发育欠佳,第二性征发育不良或腰腿酸软,头晕耳鸣,倦怠乏力,夜尿频多;舌淡暗,苔薄白,脉沉细。病机为肾气不足,冲任虚弱。治宜补益肾气,调理冲任。方中杜仲补肝肾,强筋骨,安胎;续断补肝肾,强筋骨,止血安胎;菟丝子补肾益精,养肝明目,止泻安胎,为平补阴阳之品,善治肾虚腰痛、宫冷不孕;桑寄生祛风湿,补肝肾,强筋骨,安胎;定经草清热消肿,利水通淋;王不留行活血通经,下乳消痈;牛膝活血祛瘀力较强,性善下行,长于活血通经,为治经产病要药;益母草苦泄辛散,主入血分,善活血祛瘀调经,作用平和,为经产要药;黑枸杞滋补肝肾;山萸肉酸微温质润,温而不燥,补而不峻,既补肾益精,又温肾助阳,为平补阴阳之要药;紫河车补肾益精,养血益气。诸药合用,共奏补益肾气、调理冲任之效。

## 二、吴氏治疗闭经虚证肝肾虚损证方

处方：熟地 15 g　淮山 15 g　续断 10 g　杜仲 10 g　菟丝子 10 g　柴胡 10 g　白芍 10 g　紫河车 10 g　黑枸杞 10 g

注：补阴益肾汤（《罗氏医案》）加味。

主治：闭经虚证肝肾虚损证。

处方新解：本方证症见年龄已届青春期，月经迟迟不至，或月经后期量少，渐至经闭不行，兼见体质虚弱，头晕耳鸣，腰膝酸软。病机为肝肾虚损，精血亏乏，冲任不盈。治宜补益肝肾，调经。方中熟地补血养阴，填精益髓，为养血补虚、补肾阴之要药；淮山健脾养胃，生津补肾；续断补肝肾，强筋骨，止血安胎；杜仲补肝肾，强筋骨，安胎；菟丝子为平补阴阳之品，补肾益精，养肝明目，止泻安胎；柴胡解表退热，疏肝解郁，升举阳气；白芍养血敛阴，柔肝止痛，平抑肝阳；紫河车补肾益精，养血益气；黑枸杞补益肝肾。诸药合用，共奏补益肝肾、调经之效。

## 三、吴氏治疗闭经虚证阴虚血燥证方

处方：知母 10 g　石膏 10 g　地骨皮 10 g　甘草 5 g　菟丝子 10 g　女贞子 10 g　麦冬 10 g　白芍 10 g　枸杞 10 g　元参 10 g　王不留行 10 g　路路通 10 g

主治：闭经虚证阴虚血燥证。

处方新解：本方证症见月经周期延后，经量少，色红质稠，渐至月经停闭不行；头晕目眩，口干咽燥，干咳，皮肤干涩、瘙痒，毛发不荣，午后潮热，颧红，盗汗；舌红少津，脉细数。病机为阴虚火旺，血海渐涸。治宜滋阴养血。方中知母清热泻火，生津润燥；石膏清热泻火，除烦止渴；地骨皮凉血除蒸，清肺降火，生津止渴；菟丝子补肾益精，养肝明目，止泻，安胎；女贞子滋补肝肾，乌须明目；麦冬养阴生津，润肺清心；白芍养血敛阴，柔肝止痛，平抑肝阳，能养血调经,善治经行腹痛、崩漏;枸杞滋补肝肾,益精明目;王不留行活血通经,下乳消痈,利尿通淋;路路通祛风活络,利水通经;甘草补益脾胃,调和诸药。诸药合用,共奏滋阴养血之效。

### 四、吴氏治疗闭经虚证气血虚弱证方

处方:川芎5g　当归10g　白芍10g　熟地15g　西洋参10g　白术10g　茯苓10g　甘草5g　黄芪15g　肉桂5g　菟丝子10g　何首乌15g　定经草10g

注:十全大补汤(《太平惠民和剂局方》)加味。

主治:闭经虚证气血虚弱证。

处方新解:本方证症见月经周期延迟,量少,色淡红,质稀,渐至经闭不行;神疲肢倦,头晕眼花,心悸气短,面色萎黄;舌淡,苔薄,脉沉缓或细弱。病机为血虚气弱,冲任不充,不能按时而满溢。治宜益气养血调经。方中川芎活血行气,祛风止痛;当归补血调经,活血止痛;白芍养血敛阴,柔肝止痛,平抑肝阳;熟地补血养阴,填精益髓;西洋参补气养阴,清热生津;白术健脾益气,燥湿利尿,止汗安胎,为"补气健脾第一要药";茯苓利水渗湿,健脾宁心,甘淡平和,利水而不伤正,为利水要药;黄芪健脾补中,升阳举陷,益胃固表;肉桂补火助阳,散寒止痛,温经通脉,引火归原;菟丝子为平补阴阳之品,补肾益精,养肝明目,止泻安胎;何首乌补益精血,固肾乌须;定经草清热消肿,利水通淋;甘草补益肝肾,调和诸药。诸药合用,共奏补气摄血、固冲调经之效。

### 五、吴氏治疗闭经实证血瘀气滞证方

处方:川芎5g　当归10g　白芍10g　熟地20g　甘草5g　党参20g　莪术15g　三棱15g　丹皮10g　肉桂5g(另冲)　泽兰10g　路路通10g　牛膝15g

注:膈下逐瘀汤(《医林改错》)加减。

主治:闭经血瘀气滞证。

处方新解:本方证症见月经闭止,胸胁胀痛,小腹胀痛,精神抑郁;舌质紫暗,边有瘀点,苔薄,脉沉涩或沉弦。病机为气滞血阻,瘀血内停,冲任阻滞,胞脉不通。治宜活血化瘀、行气调经。方中川芎活血行气,祛风止痛;当归补血调经,活血止痛;白芍养血敛阴,柔肝止痛,平抑肝阳;熟地补血养阴,填精益髓;党参补脾肺气,补血生津;莪术、三棱破血行气,消积止痛;丹皮清热凉血,活血祛瘀;肉桂补火助阳,散寒止痛,温经通脉,引火归原;泽兰活血调经,利水消肿,具有祛瘀散结而不伤正气的特点;路路通祛风活络,利水通经;牛膝活血通经,补肝肾,强筋骨,利水通淋,引火(血)下行;甘草补益脾胃,调和诸药。诸药合用,共奏活血化瘀、行气调经之效。

### 六、吴氏治疗闭经痰湿阻滞证方

处方:陈皮 10 g  半夏 10 g  茯苓 10 g  炙甘草 5 g  香附 10 g  苍术 10 g  胆南星 10 g  鱼腥草 10 g  夏枯草 10 g  竹茹 10 g  葶苈子 10 g  莱菔子 10 g  牛膝 10 g  三棱 10 g  莪术 10 g

注:苍附导痰汤(《叶天士女科》)加减。

主治:闭经痰湿阻滞证。

处方新解:本方证症见月经延后,经量少,色淡质黏,渐至月经停闭;伴形体肥胖,胸闷泛恶,神疲肢倦,纳少痰多或带下量多,色白;苔腻,脉滑。病机为痰湿下注,壅滞冲任,有碍血海满盈。治宜利水除湿,化痰调经。方中陈皮理气健脾,燥湿化痰,善疏理气机,调畅中焦;半夏为燥湿化痰、温化寒痰之要药,善治脏腑之湿痰;茯苓利水消肿,渗湿,健脾,宁心;香附疏肝解郁,调经止痛,理气调中,为疏肝解郁、行气止痛、妇科调经之要药;苍术苦温燥湿,辛香健脾;胆南星清热化痰,熄风定惊;鱼腥草清热解毒,利尿除湿,清热止痢,健胃消食;夏枯草清热泻火,明目,散结消肿;牛膝活血通经,补肝肾,强筋骨,利水通淋,引火(血)下行;三棱、莪术破血行气,消积止痛;炙甘草补益脾胃,调和诸药。诸药合用,共奏利水除湿、化痰调经之效。

# 第十一节　痛经

## 一、吴氏治疗痛经气滞血瘀证方

处方:川芎5 g　当归10 g　赤芍10 g　熟地15 g　甘草5 g蒲黄10 g　五灵脂10 g　三棱10 g　莪术10 g　红花10 g　桃仁10 g　香附10 g　黄芪20 g　山楂15 g　血竭10 g

注:膈下逐瘀汤(《医林改错》)加减。

主治:痛经气滞血瘀证。

处方新解:本方证症见经前或经期小腹胀痛拒按,经血量少,行而不畅,血色紫暗有块,块下痛暂减,乳房胀痛,胸闷不舒;舌质紫暗或有瘀点,脉弦。病机为气血郁滞,经血不利,不通则痛。治宜理气活血,化瘀止痛。方中川芎活血行气,祛风止痛;当归补血调经,活血止痛;赤芍养血敛阴,柔肝止痛,平抑肝阳;熟地补血养阴,填精益髓;莪术、三棱破血行气,消积止痛;蒲黄化瘀,止血,利尿;五灵脂活血止痛,化瘀止血,为治血滞诸痛之要药;桃仁善泄血滞,祛瘀力强,为治多种瘀血证的常用药;红花活血通经,祛瘀止痛,为活血祛瘀、通经止痛要药;香附疏肝解郁,调经止痛,理气调中;黄芪健脾补中,升阳举陷,益胃固表;山楂开胃消食,化滞消积,活血散瘀,化痰行气;血竭活血定痛,化瘀止血;甘草补益脾胃,调和诸药。诸药合用,共奏理气活血、化瘀止痛之效。

### 二、吴氏治疗痛经寒湿凝滞证方

处方:川芎 5 g　当归 10 g　赤芍 10 g　熟地 10 g　延胡索 10 g　干姜 10 g　官桂 10 g　蒲黄 10 g　五灵脂 10 g　定经草 10 g

注:少腹逐瘀汤(《医林改错》)加减。

主治:痛经寒湿凝滞证。

处方新解:本方证症见经行小腹冷痛,得热则舒,经量少,色紫暗有块。伴形寒肢冷,小便清长。苔白或白腻,脉细或沉紧。治宜温经散寒,化瘀止痛。方中川芎活血行气,祛风止痛;当归补血调经,活血止痛;赤芍养血敛阴,柔肝止痛,平抑肝阳;熟地补血养阴,填精益髓;延胡索能"行血中气滞、气中血滞,故专治一身上下诸痛",为活血化瘀止痛良药,各种痛证均用;干姜温中散寒,回阳通脉,温肺化饮;官桂补火助阳,散寒止痛,温经通脉,引火归原;蒲黄化瘀,止血,利尿;五灵脂活血止痛,化瘀止血,为治血滞诸痛之要药;定经草清热消肿,利水通淋。诸药合用,共奏温经散寒、化瘀止痛之效。

### 三、吴氏治疗痛经湿热瘀阻证方

处方:川芎 5 g　当归 10 g　白芍 10 g　生地 10 g　丹皮 10 g　桃仁 10 g　红花 10 g　延胡索 10 g　莪术 10 g　台乌 10 g

注:清热调血汤(《古今医鉴》)加减。

主治:痛经湿热瘀阻证。

处方新解:本方证症见经前或经期小腹疼痛,或痛及腰骶,或感腹内灼热。经行量多质稠,色鲜或紫,有小血块。时伴乳胁胀痛,大便干结,小便短赤。平素带下黄稠。舌质红,苔黄腻,脉弦数。病机:湿热瘀阻,不通则痛。治宜清热除湿,调经止痛。方中川芎活血行气,祛风止痛;当归补血调经,活血止痛;白芍养血敛阴,柔肝止痛,平抑肝阳;生地补血养阴,填精益髓;丹皮清热凉血,活血祛瘀;桃仁善泄血滞,祛瘀力强,为治多种瘀血证的常用药;红花活血通经,祛瘀止痛,为活血祛瘀、通经止痛要药;延胡索能"行血中气滞、气中血滞,故专治一身上下诸痛",为活血化瘀止痛良药,各种痛证均用;莪术破血行气,消积止痛;乌药行气止痛,温肾散寒。诸药合用,共奏清热除湿、调经止痛之效。

### 四、吴氏治疗痛经气血虚弱证方

处方:川芎5g 当归10g 赤芍10g 生地10g 黄芪20g 高丽参6g 香附10g 吴茱萸10g

注:圣愈汤(《兰室秘藏》)加减。

主治:痛经气血虚弱证。

处方新解:本方证症见经期或经后小腹隐痛喜按,经行量少质稀。形寒肢疲,头晕眼花,心悸气短。舌质淡,苔薄,脉细弦。病机为气血虚弱,不荣则痛。治宜益气养血,和营止痛。方中川芎活血行气,祛风止痛;当归补血调经,活血止痛;赤芍养血敛阴,柔肝止痛,平抑肝阳;生地补血养阴,清热凉血,填精益髓;黄芪健脾补中,升阳举陷,益胃固表;高丽参健运脾胃;香附疏肝解郁,调经止痛,理气调中,为疏肝解郁、行气止痛、妇科调经之要药;吴茱萸温中,止痛,理气,燥湿。诸药合用,共奏益气养血、和营止痛之效。

### 五、吴氏治疗痛经肝肾虚损证方

处方:川芎5g 当归10g 赤芍10g 续断10g 菟丝子10g 黄芪20g 白术10g 柴胡10g

注:调肝汤(《傅青主女科》)加减。

主治:痛经肝肾虚损证。

处方新解:本方证症见经期或经后小腹绵绵作痛,经行量少,色红无块。腰膝酸软,头晕耳鸣。舌淡红,苔薄,脉细弦。病机为肝肾亏虚,不荣则痛。治宜调补肝肾,和营止痛。方中川芎活血行气,祛风止痛;当归补血调经,活血止痛;赤芍养血敛阴,柔肝止痛,平抑肝阳;续断补肝肾,强筋骨,止血安胎;菟丝子补肾益精,养肝明目,止泻,安胎;黄芪健脾补中,升阳举陷,益胃固表;白术健脾益气,燥湿利尿,止汗,安胎;柴胡解表退热,疏肝解郁,升举阳气。诸药合用,共奏调补肝肾、和营止痛之效。

# 第十二节　子宫内膜异位症(附子宫肌腺症)

## 一、吴氏治疗子宫内膜异位症气滞血瘀证方

处方:川芎5 g　当归10 g　赤芍10 g　熟地10 g　桃仁10 g 香附10 g　五灵脂10 g　延胡索10 g　丹皮10 g　血竭10 g(分冲)　三棱10 g　莪术10 g

注:膈下逐瘀汤(《医林改错》)加减。

主治:子宫内膜异位症气滞血瘀证。

处方新解:本方证症见经前、经期少腹胀痛,经行不畅,经色暗红,有血块,块下则痛减。乳房胀痛,肛门坠胀,烦躁。舌暗或有瘀点、瘀斑,苔白,脉弦。治宜活血祛瘀,行气散结。方中川芎活血行气,祛风止痛;当归补血调经,活血止痛;赤芍养血敛阴,柔肝止痛,平抑肝阳;熟地补血养阴,填精益髓;桃仁善泄血滞,祛瘀力强,为治多种瘀血证的常用药;香附为疏肝解郁、行气止痛之要药;五灵脂活血止痛,化瘀止血,为治血滞诸痛之要药;延胡索能"行血中气滞、气中血滞,故专治一身上下诸痛",为活血化瘀止痛良药,各种痛证均用;丹皮清热凉血,活血祛瘀;血竭活血定痛,化瘀止血;莪术、三棱破血行气,消积止痛。诸药合用,共奏活血祛瘀、行气散结之效。

### 二、吴氏治疗子宫内膜异位症寒凝血瘀证方

**处方:**川芎5g 当归10g 赤芍10g 熟地15g 甘草5g 肉桂5g 小茴香10g 蒲黄10g 五灵脂10g 三棱10g 莪术10g

注:少腹逐瘀汤(《医林改错》)加减。

主治:子宫内膜异位症寒凝血瘀证。

处方新解:本方证症见经前、经期少腹冷痛,得温则舒,经行不畅,经色暗,有血块,块下则痛减。形寒肢冷,恶心呕吐,肛门重坠,大便溏薄,面色苍白。舌淡暗,苔白,脉沉紧或弦紧。治宜温经散寒、活血祛瘀。方中川芎活血行气,祛风止痛;当归补血调经,活血止痛;赤芍养血敛阴,柔肝止痛,平抑肝阳;熟地补血养阴,填精益髓;肉桂补火助阳,散寒止痛,温经通脉,引火归原;小茴香散寒止痛,理气和胃;蒲黄化瘀,止血,利尿;五灵脂活血止痛,化瘀止血,为治血滞诸痛之要药;莪术、三棱破血行气,消积止痛;甘草补益脾胃,调和诸药。诸药合用,共奏温经散寒、活血祛瘀之效。

### 三、吴氏治疗子宫内膜异位症痰湿血瘀证方

**处方:**三棱10g 莪术10g 血竭10g 土鳖虫10g 鳖甲30g 醋山甲10g 薏苡仁15g 海藻13g 昆布13g 皂角刺10g 花蕊石15g

注:经验方。

主治:子宫内膜异位症痰湿血瘀证。

处方新解:本方证症见经行小腹空坠,得热则舒,经量少,色紫暗有块。伴形寒肢冷,小便清长。苔白或白腻,脉细或沉紧。治宜温经散寒,化瘀止痛。方中莪术、三棱破血行气,消积止痛;血竭活血定痛,化瘀止血;鳖甲滋阴潜阳,退热除蒸,软坚散结;醋山甲活血散结,通经下乳,消痈溃坚;薏苡仁利水消肿,渗湿,健脾;海藻软

坚消痰,利水退肿;昆布软坚散结,消痰利水;皂角刺消肿托毒。诸药合用,共奏温经散寒、化瘀止痛之效。

### 四、吴氏治疗子宫内膜异位症热郁血瘀证方

处方:败酱草 13 g　红藤 15 g　丹皮 10 g　柴胡 10 g　赤芍 10 g　丹参 10 g　川楝 10 g　延胡索 10 g　桃仁 10 g　红花 10 g

注:小柴胡汤合桃核承气汤加减。

主治:子宫内膜异位症热郁血瘀证。

处方新解:本方证症见经前、经期少腹灼热疼痛,拒按,经期或经前后发热,经色深红,有血块,口苦口渴,烦躁,尿黄便秘。舌红或暗红,或有瘀斑、瘀点,苔黄,脉弦数。治宜清热理中,活血祛瘀。方中败酱草清热解毒,消痈排脓,祛瘀止痛;红藤活血通络,败毒散瘀;丹皮清热凉血,活血祛瘀;柴胡解表退热,疏肝解郁,升举阳气;赤芍清热凉血,散瘀止痛;丹参活血调经,祛瘀止痛,凉血消痈,除烦安神;川楝子行气止痛;延胡索活血,行气止痛,活血祛瘀,祛瘀生新而不伤正,善调经水,为调经常用药,血热瘀滞为优;桃仁善泄血滞,祛瘀力强,为治多种血瘀证的常用药;红花活血通经,祛瘀止痛,为活血祛瘀、通经止痛要药。诸药合用,共奏清热理中、活血祛瘀之效。

### 五、吴氏治疗子宫内膜异位症肾虚血瘀证方

处方:仙灵脾 10 g　肉苁蓉 10 g　何首乌 10 g　甘草 5 g　党参 15 g　白术 10 g　茯苓 10 g　白芍 10 g　川楝子 10 g　黄芪 20 g　莪术 10 g

注:经验方。

主治:子宫内膜异位症肾虚血瘀证。

处方新解:本方证症见经期或经后少腹隐痛,喜按喜温,腰酸膝软,头晕耳鸣,月经先后不定期,经色淡暗,或有血块,或量少淋

漓。神疲欲寐,性欲淡漠,难于受孕,肛门重坠,大便溏薄。面色晦暗,或面额暗斑。舌淡暗,或有瘀斑,苔白,脉沉细或细涩。治宜补肾调冲、活血祛瘀。方中仙灵脾补肾壮阳,祛风除湿;肉苁蓉补肾助阳,润肠通便;何首乌补益精血,固肾乌须;党参补脾肺气,补血,生津;白术健脾益气,燥湿利尿,止汗,安胎;茯苓利水消肿,渗湿,健脾,宁心;白芍养血敛阴,柔肝止痛,平抑肝阳;川楝子行气止痛;黄芪健脾补中,升阳举陷,益胃固表;莪术破血行气,消积止痛;甘草补益脾胃,调和诸药。诸药合用,共奏补肾调冲、活血祛瘀之效。

# 第十三节　多囊卵巢综合征

## 一、吴氏治疗多囊卵巢综合征肾虚夹瘀证方

处方:归肾丸(《景岳全书》)加法半夏10 g　苍术10 g　胆南星8 g　黄芪10 g　党参10 g　白术10 g　山楂10 g　丹参10 g　川牛膝10 g

主治:多囊卵巢综合征肾虚夹瘀证。

处方新解:本方证症见周期延后,量少,色暗淡,质清稀,或带下清稀;腰膝酸软,头晕耳鸣,面色晦暗,或面部暗斑;舌淡,苔薄白,脉沉细。治宜补肾养血调经。方中法半夏为燥湿化痰、温化寒痰之要药,善治脏腑之湿痰;苍术燥湿健脾,祛风散寒;胆南星清热化痰,熄风定惊;黄芪健脾补中,升阳举陷,益胃固表;党参补脾肺气,补血,生津;白术健脾益气,燥湿利尿,止汗,安胎;山楂开胃消食,化滞消积,活血散瘀,化痰行气;丹参活血调经,祛瘀止痛,凉血消痈,除烦安神;川牛膝活血通经,补肝肾,强筋骨,利水通淋,引火(血)下行。诸药合用,共奏补肾养血调经之效。

## 二、吴氏治疗多囊卵巢综合征气虚夹痰证方

处方:陈皮10 g 茯苓10 g 法半夏10 g 甘草5 g 党参15 g 黄芪20 g 苍术10 g 胆南星10 g 川芎5 g 当归10 g 鸡血藤15 g 枳壳5 g 香附10 g

注:苍附导痰丸(《叶天士女科》)加减。

主治:多囊卵巢综合征气虚夹痰证。

处方新解:本方用于治疗肥盛女人无子者,形盛多痰气虚,至数月而经始行。治宜燥湿祛痰,理气活血。方中黄芪、党参补益肺气,气行则血行;川芎、鸡血藤、当归活血补血;半夏辛温性燥,善燥湿化痰,且又能和胃降逆;陈皮既理气行滞,又能燥湿化痰;茯苓健脾渗湿,渗湿以助化痰之力,健脾以杜生痰之源;加苍术增燥湿化痰之力;气虚日久生热,加胆南星以清热化痰;枳壳、香附解郁化痰,并能行气。全方共奏燥湿化痰、理气活血之功。

## 三、吴氏治疗多囊卵巢综合征肝气郁结证方

处方:柴胡10 g 白芍10 g 枳壳10 g 甘草5 g 当归10 g 丹皮10 g 瓜蒌仁10 g 黄芩10 g 郁金10 g 栀子10 g

注:丹栀逍遥散(《薛氏医案》)加减。

主治:多囊卵巢综合征肝气郁结证。

处方新解:本方用于治疗肝郁血虚,内有郁热证。治宜养血健脾,疏肝清热。方中以柴胡疏肝解郁,使肝气得以条达。当归甘辛苦温,养血和血;白芍酸苦微寒,养血敛阴,柔肝缓急;归、芍与柴胡同用,补肝体而助肝用,使血和则肝和,血充则肝柔。木郁不达致血虚生热,予丹皮清血中之伏火,予栀子、郁金疏肝清热,枳壳行气散结。瓜蒌仁可利气宽胸,甘草调和诸药,使肝郁得疏,血虚得养,郁热得清。

# 第十四节　月经前后诸症

## 一、吴氏治疗月经前后诸症经行乳房胀痛肝郁气滞证方

处方:柴胡 10 g　枳壳 10 g　白芍 10 g　甘草 5 g　香附 10 g　黄芪 20 g　路路通 10 g　陈皮 10 g　延胡索 10 g　山慈姑 10 g　海藻 10 g　瓜蒌 15 g

注:柴胡疏肝散(《景岳全书》)加减。

主治:月经前后诸症经行乳房胀痛肝郁气滞证。

处方新解:本方证是肝气郁结,不得疏泄,气郁,导致血瘀结块,故见乳房胀痛。治宜疏肝行气,活血止痛。方中柴胡入肝胆经,升发阳气,疏肝解郁,透邪外出;白芍敛阴养血柔肝,与柴胡合用,以补养肝血,条达肝气,可使柴胡升散而无耗伤阴血之弊;予枳壳理气解郁,邪热破结,与柴胡为伍,一升一降,加强疏畅气机之功;加陈皮、香附、瓜蒌,增强疏肝行气;加路路通、延胡索、山慈姑、海藻以行气散结止痛;甘草调和诸药。

## 二、吴氏治疗月经前后诸症经行乳房胀痛肝肾阴虚证方

处方:沙参 10 g　麦冬 10 g　元参 10 g　柴胡 10 g　山萸 15 g　黑枸杞 10 g　桑葚子 15 g　川楝子 10 g　郁金 10 g

注:一贯煎(《柳州医话》)加减。

主治:月经前后诸症经行乳房胀痛肝肾阴虚证。

处方新解:本方证由肝肾阴虚,肝气郁滞致乳房胀痛。治宜滋阴疏肝。方中柴胡疏肝理气;黑枸杞养血滋阴;沙参、麦冬滋养肺胃,养阴生津;川楝子、郁金疏肝邪热,理气止痛,复其条达之性;桑葚子、山萸滋补肝肾,加元参养阴生津。

### 三、吴氏治疗月经前后诸症经行乳房胀痛肝郁阴虚证方

处方:佛手10 g　香附10 g　青陈皮10 g　当归10 g　白芍10 g　甘草5 g　柴胡10 g　路路通10 g　党参15 g　黄芪10 g

注:逍遥散(《太平惠民和剂局方》)加减。

主治:月经前后诸症经行乳房胀痛肝郁阴虚证。

处方新解:本方证是肝郁血虚脾弱。治宜疏肝解郁,养血健脾。方中以柴胡疏肝解郁,使肝气得以条达;当归甘辛苦温,养血和血;白芍酸苦微寒,养血敛阴,柔肝缓急;归、芍与柴胡同用,补肝体而助肝用,使血和则肝和,血充则肝柔。加党参、黄芪补气,青陈皮健脾理气,使补而不滞;加佛手、香附、路路通散结行气止痛。

### 四、吴氏治疗月经前后诸症经行吐衄肝经郁火证方

处方:川芎15 g　当归10 g　白芍10 g　生地10 g　栀子10 g　黄芩10 g　丹皮10 g　甘草5 g　白茅根10 g　石决明30 g(先煎)　桃仁10 g　红花10 g　牛膝10 g

注:经验方。

主治:月经前后诸症经行吐衄肝经郁火证。

处方新解:本方证由肝经郁火所致经行吐衄。治宜疏肝清热,凉血止血。方中石决明善治肝阳上亢并有肝热者,可平肝潜阳,清泻肝火;川芎既能活血,又能行气,为"血中气药";白芍、当归补血活血;生地入血分,苦泄清热凉血,甘寒养阴生津,与丹皮合用,增强清热凉血之效;栀子泻火凉血,助白茅根、黄芩凉血止血;牛膝功善引血下行;桃仁、红花祛瘀力强,活血化瘀;甘草调和诸药。

### 五、吴氏治疗月经前后诸症经行吐衄胃热炽盛证方

处方:川牛膝15 g　益母草15 g　当归10 g　赤芍10 g　生地10 g　大黄10 g(后入)　黄连10 g　黄芩10 g　石斛10 g　麦

冬 10 g　天冬 10 g　三七粉 10 g(合冲)　鸡内金 10 g　香附 10 g
生赭石 20 g(先煎)

注:三黄四物汤(《医宗金鉴》)加减。

主治:月经前后诸症经行吐衄胃热炽盛证。

处方新解:本方证由胃热炽盛所致吐衄。治宜清胃泻热,化瘀
止血。方中三黄四物汤清热养血;加益母草、三七粉活血化瘀,鸡
内金、香附理气活血,助瘀血去,新血生;牛膝功善引血下行;加石
斛、麦冬、天冬滋养胃阴。全方共奏清胃热、化瘀止血之功。

### 六、吴氏治疗月经前后诸症经行吐衄肺肾阴虚证方

处方:白芍 10 g　茯苓 10 g　熟地 10 g　丹皮 10 g　沙参
10 g　黑荆芥 10 g　牛膝 10 g　白茅根 10 g　川贝母 10 g　鱼腥
草 10 g

注:顺经汤(《傅青主女科》)加味。

主治:月经前后诸症经行吐衄肺肾阴虚证。

处方新解:本方证由妇人肺肾阴虚所致经行吐衄。治宜滋补
肺肾。方中顺经汤功在补肾清肝;加白茅根、鱼腥草清泻肺热;川
贝母为清润之品,善养阴润肺;加牛膝意在引血下行。

### 七、吴氏治疗月经期前后诸症经行感冒风寒型证方

处方:桂枝 10 g　白芍 10 g　甘草 5 g　太子参 10 g　防风
10 g　荆芥 10 g　大枣 5 枚　兰花参 10 g

注:桂枝汤(《伤寒论》)加味。

主治:月经期前后诸症经行感冒风寒型证。

处方新解:本方证由外感风寒而表虚。治宜解肌发表,调和营
卫。方中桂枝助卫阳,通经络,解肌发表而祛在表之邪;芍药益阴
敛营,敛固外泄之营阴;加荆芥、防风增强发散风寒之功;太子参既
能益气,又能养阴,补中兼清,为清补之品;兰花参善治感冒风寒湿

气,发散之;大枣甘平,既能益气和中,且可滋脾生津。

### 八、吴氏治疗月经期前后诸症经行感冒风热型证方

处方:柴胡 10 g　黄芩 10 g　甘草 5 g　丹皮 10 g　生地 10 g　苏叶 10 g　薄荷 10 g　元参 10 g　桑叶 10 g

注:柴胡解肌散(《陈素庵妇科补解》)加减。

主治:月经期前后诸症经行感冒风热型证。

处方新解:本方证由外感风热。治宜清凉解表。方中以柴胡轻清升散、疏邪透表为主;黄芩苦寒以清热;丹皮、生地、元参滋阴凉血;薄荷、苏叶宣肺解表;加桑叶增强发散风热之效,使达表之邪得汗而解;甘草调和诸药。

### 九、吴氏治疗月经前后诸症经行头痛气血亏虚证方

处方:川芎 5 g　当归 10 g　白芍 10 g　生地 10 g　西洋参 10 g　白术 10 g　茯苓 10 g　甘草 5 g　枸杞 10 g　何首乌 15 g　山萸 15 g

注:八珍汤(《正体类要》)加味。

主治:月经前后诸症经行头痛气血亏虚证。

处方新解:本方证由气血亏虚所致。治宜益气养血。方中西洋参与生地相配,益气养血,养阴生津;白术、茯苓健脾渗湿,助西洋参益气补脾;当归、白芍养血和营,助生地滋养心肝;川芎使白芍、当归补而不滞;加枸杞、山萸以补肝肾,益精血;加何首乌补血养肝,益精固肾,增强当归、白芍补血之效;甘草益气和中,调和诸药。

### 十、吴氏治疗月经前后诸症经行头痛肝火旺证方

处方:山萸 10 g　熟地 10 g　泽泻 10 g　淮山 15 g　黑枸杞 10 g　夏枯草 10 g　苦丁草 10 g　明天麻 10 g　核桃仁 15 g

注:杞菊地黄丸(《医级》)加味。

主治:月经前后诸症经行头痛肝火旺证。

处方新解:本方证由肝火旺盛所致。治宜滋阴降火。方中熟地滋阴补肾,填精益髓;山萸、枸杞、核桃仁共奏补养肝肾之效;淮山补益脾阴,亦能固肾;泽泻利湿而泻肾浊,并能减轻熟地之滋腻;夏枯草、苦丁草清肝火,与天麻配伍,熄肝风,平肝阳。

### 十一、吴氏治疗月经前后诸症经行头痛气滞血瘀证方

处方:川芎 5 g　赤芍 10 g　桃仁 10 g　红花 10 g　甘草 5 g 益母草 10 g　白芷 10 g　当归 10 g　炒栀子 10 g　牛膝 15 g

注:通窍活血汤(《医林改错》)加味。

主治:月经前后诸症经行头痛气滞血瘀证。

处方新解:本方证由气滞血瘀所致。治宜活血通窍。方中牛膝活血通经,祛瘀止痛,引血下行;桃仁破血行滞而润燥,红花活血祛瘀以止痛;赤芍、川芎、益母草助活血祛瘀;当归养血益阴;加白芷善通鼻窍、止痛;炒栀子凉血止血。全方共奏活血通窍之效。

### 十二、吴氏治疗月经前后诸症经行头痛痰湿证方

处方:陈皮 10 g　茯苓 10 g　半夏 10 g　甘草 5 g　明天麻 10 g　蔓荆子 10 g　白术 10 g　石橄榄 15 g　核桃仁 15 g　生姜 5 g　大枣 5 枚

注:半夏白术天麻汤(《医学心悟》)加味。

主治:月经前后诸症经行头痛痰湿证。

处方新解:本方证由脾虚生痰,湿痰壅遏,引动肝风,风痰上扰清空所致。治宜化痰熄风,健脾祛湿。方中石橄榄性苦、微酸、凉,功在滋阴降火,平肝熄风;天麻增强平肝熄风之效,而止头痛,半夏燥湿化痰,降逆止呕,两者合用,为治风痰头痛之要药;白术、茯苓健脾祛湿,能治生痰之源;陈皮理气化痰,气顺则痰消;蔓荆子主散

头面之邪,清头目,止疼痛;核桃仁性甘质润,可温补肺肾,以助痰消;甘草调和诸药;生姜、大枣调和脾胃,生姜兼制半夏之毒。

### 十三、吴氏治疗月经前后诸症经行眩晕血虚证方

处方:党参15 g 茯神10 g 白术10 g 甘草5 g 当归10 g 熟地10 g 何首乌15 g 枸杞10 g 生姜5 g 大枣5枚 黄芪15 g 石橄榄15 g

注:归脾汤(《济生方》)加味。

主治:月经前后诸症经行眩晕血虚证。

处方新解:本方证由气血亏虚所致。治宜益气补血,健脾养心。方中石橄榄性苦、微酸、凉,功在平肝熄风,止眩晕;黄芪、党参、白术、甘草大队甘温之品补脾益气以生血,使气旺则血生;当归甘温补血养心;茯神宁心安神;枸杞、何首乌补血养肝,益精固肾,增强熟地益精补血之效;生姜、大枣调和脾胃。

### 十四、吴氏治疗月经前后诸症经行眩晕阴虚阳亢证方

处方:天麻10 g 钩藤15 g 茯神15 g 黄芩10 g 栀子10 g 杜仲10 g 石决明20 g 夜交藤10 g 核桃仁10 g 石橄榄15 g 蒺藜10 g 菊花6 g

注:天麻钩藤汤(《杂病证治新义》)加减。

主治:月经前后诸症经行眩晕阴虚阳亢证。

处方新解:本方证由肝肾不足,肝阳偏亢,生风化热所致。治宜平肝熄风,清热活血,补益肝肾。方中石决明咸寒质重,功能平肝潜阳,并能除热明目,与天麻、钩藤合用,加强平肝熄风之力;石橄榄性苦、微酸、凉,功在滋阴降火,平肝熄风;杜仲、核桃仁补益肝肾以治本;栀子、黄芩清肝降火,以折其亢阳;夜交藤、茯神宁心安神;蒺藜、菊花、石决明合用,共奏平抑肝阳之功。

## 十五、吴氏治疗月经前后诸症经行眩晕脾虚夹湿证方

处方:半夏白术天麻汤(《医学心悟》)加青葙子 10 g　桑叶 10 g　杭菊 10 g

主治:月经前后诸症经行眩晕脾虚夹湿证。

处方新解:本方证由脾虚生痰,湿痰壅遏,引动肝风,风痰上扰清空所致。治宜化痰熄风,健脾祛湿。方中天麻增强平肝熄风之效,而止头痛,半夏燥湿化痰,降逆止呕,两者合用,为治风痰头痛之要药;白术、茯苓健脾祛湿,能治生痰之源;陈皮理气化痰,气顺则痰消;杭菊搜肝气,善治头晕目眩,益血润容,入血分;桑叶轻清宣散,甘寒清润,入肝经,能平肝阳,止眩晕;青葙子苦微寒,专入肝经,善清肝火而增强制眩晕之效;甘草调和诸药;生姜、大枣调和脾胃,生姜兼制半夏之毒。

## 十六、吴氏治疗月经前后诸症经行口舌糜烂心火上炎证方

处方:生地 10 g　炙甘草 5 g　竹叶 10 g　黄连 10 g　连翘 10 g　木通 10 g　白茅根 10 g　莲子心 10 g

注:导赤散(《小儿药证直诀》)加味。

主治:月经前后诸症经行口舌糜烂心火上炎证。

处方新解:本方证由心经热盛所致。治宜清心养阴。方中生地甘寒而润,入心肾经,凉血滋阴以制心火;木通苦寒,入心与小肠经,上清心经之火,下导小肠之热,两药相配,滋阴制火而不恋邪,利水通淋而不伤阴;竹叶甘淡,清心除烦,淡渗利窍,导心火下行;黄连苦寒,入心经,善清心胃之火;白茅根味甘而不腻,性寒而不碍胃,利尿而不伤阴,功在凉血止血,作用平缓;莲子心与连翘合用共奏清心除热之效;炙甘草调和诸药。

### 十七、吴氏治疗月经前后诸症经行口舌糜烂胃热炽盛证方

处方:酒大黄10g 朴硝10g 栀子10g 黄芩10g 连翘10g 竹叶10g 薄荷叶10g 白茅根10g

注:凉膈散(《太平惠民和剂局方》)加减。

主治:月经前后诸症经行口舌糜烂胃热炽盛证。

处方新解:本方证由上中二焦邪郁生热所致。治宜泻火通便,清上泻下。方中连翘轻清透散,长于清热解毒,透散上焦之热;配黄芩以清胸膈郁热;栀子通泻三焦,引火下行;大黄、朴硝泻火通便,以涤荡中焦燥热内结;薄荷清头目,利咽喉;竹叶清上焦之热;白茅根清热凉血。全方共奏泻火通便、清上泻下之功。

### 十八、吴氏治疗月经前后诸症经行风疹块血虚证方

处方:川芎5g 当归10g 白芍10g 生地15g 荆芥10g 防风10g 黄芪10g 甘草5g 紫草10g 胡麻仁10g 白蒺藜10g

注:当归饮子(《证治准绳》)加味。

主治:月经前后诸症经行风疹块血虚证。

处方新解:本方证由血虚所致。治宜养血活血祛瘀。方中生地甘苦寒,能凉血止血,与紫草同用,增强解毒消斑之效;当归、白芍补血养血;加胡麻仁滋养肝肾;川芎辛温,既能活血,又能行气,为"血中气药",黄芪补气,气行则血行,两药合用,增强行气之效;荆芥轻扬透散而宣散斑毒;防风辛甘微温,其性升散,善行全身,可祛风解表;白蒺藜苦泄辛散性平,作用和缓,专入肝经,与荆芥、防风合用,增强祛风之效。

### 十九、吴氏治疗月经前后诸症经行风疹块风热证方

处方:荆芥10g 防风10g 当归10g 生地10g 苦参10g

蝉衣 8g　木通 10g　胡麻仁 10g　知母 10g　生石膏 20g　野菊花 10g　银花 15g

注:消风散(《外科正宗》)加味。

主治:月经前后诸症经行风疹块风热证。

处方新解:本方证由风热之邪侵袭人体,浸淫血脉,内不得疏泄,外不得透达,郁于肌肤腠理之间所致。治宜疏风除湿,清热养血。方中荆芥、防风、蝉衣辛散透达,疏风散邪,使风去则痒止;苦参清热燥湿,木通渗利湿热;石膏、知母清热泻火,是为热邪而用;然风热内郁,易耗伤阴血,湿热浸淫,易瘀阻血脉,故以当归、生地、胡麻仁养血活血,并寓"治风先治血,血行风自灭"之意;加野菊花、银花增强清热解毒之效。

## 二十、吴氏治疗月经前后诸症经行泄泻与浮肿脾虚证方

处方:西洋参 10g　扁豆 10g　白术 10g　茯苓 10g　甘草 5g　淮山 15g　莲子 15g　薏苡仁 15g　补骨脂 10g　炮姜 10g　木通 10g

注:参苓白术散(《太平惠民和剂局方》)加味。

主治:月经前后诸症经行泄泻与浮肿脾虚证。

处方新解:本方证由脾虚湿盛所致。治宜益气健脾,渗湿止泻。方中西洋参、白术、茯苓益气健脾渗湿;配伍淮山、莲子增强健脾益气之功,兼能止泻;并用扁豆、薏苡仁助白术、茯苓健脾渗湿;加木通利尿通淋;加补骨脂能补肾阳以暖脾止泻;炮姜性温,善暖脾胃,能温中止痛、止泻;甘草健脾和中,调和诸药。

## 二十一、吴氏治疗月经前后诸症经行泄泻与浮肿肾虚证方

处方:党参 15g　白术 10g　茯苓 10g　甘草 5g　白芍 10g　巴戟天 10g　附子 10g　生姜 5g　木通 10g　肉桂粉 5g(分冲)　益母草 10g　黄芪 20g　铁皮石斛 10g

注:健固汤(《傅青主女科》)加味。

主治:月经前后诸症经行泄泻与浮肿肾虚证。

处方新解:本方证由脾肾虚所致。治宜健脾温肾助阳。方中黄芪、党参、白术、茯苓益气健脾;巴戟天、附子、肉桂粉温肾助阳;加木通、益母草利水消肿;加白芍可敛阴益营;铁皮石斛味甘、性微寒,有滋阴生津强腰之功。全方共奏补肾利水消肿之效。

### 二十二、吴氏治疗月经前后诸症经行泄泻与浮肿气滞血瘀证方

处方:川芎5 g 当归10 g 白芍10 g 熟地15 g 茯苓10 g 木香10 g 桂枝10 g 车前子10 g

注:八珍汤(《济阴纲目》)加味。

主治:月经前后诸症经行泄泻与浮肿气滞血瘀证。

处方新解:本方证由气滞血瘀所致。治宜行气活血。方中熟地养血养阴生津;当归、白芍养血和营,助熟地滋养心肝;川芎活血行气;茯苓健脾渗湿;加木香理气活血,使诸药补而不滞;加桂枝可温通心阳,化气行水,配伍车前子增强化湿利水消肿之功。

### 二十三、吴氏治疗月经前后诸症经行情志异常心脾两虚证方

处方:甘草10 g 小麦15 g 大枣5枚 龙眼肉15 g 黄芪15 g 茯神15 g 远志10 g 石橄榄15 g

注:甘麦大枣汤(《金匮要略》)加味。

主治:月经前后诸症经行情志异常心脾两虚证。

处方新解:本方证由心脾两虚所致。治宜养心安神,和中缓急。方中小麦甘凉,可养肝补心,除烦安神;甘草甘平,可补养心气,和中缓急;大枣甘温质滋,益气和中,润燥缓急;加龙眼肉补益心脾,养血安神,配伍黄芪可补益气血;加远志、茯神、石橄榄能补益心脾,安神定志。

### 二十四、吴氏治疗月经前后诸症经行情志异常肝气郁结证方

处方:柴胡10 g　郁金10 g　川贝10 g　香附10 g　磁石30 g　枣仁10 g　百合10 g　当归10 g

注:逍遥散(《太平惠民和剂局方》)加味。

主治:月经前后诸症经行情志异常肝气郁结证。

处方新解:本方证由肝气郁结所致。治宜疏肝解郁。方中柴胡疏肝解郁,使肝气得以条达;当归、枣仁合用,养血和血;加香附、郁金宽胸理气;磁石咸寒质重,入心经,有镇静安神之功;百合甘微寒而质润,入肺、心经,既可养阴又善清心安神;加川贝可开郁、下气,增强行气之效。

### 二十五、吴氏治疗月经前后诸症经行情志异常心肝火旺证方

处方:柴胡10 g　麦冬10 g(去心)　栀子10 g　黄连10 g　茯神10 g　龙胆草10 g　木通10 g　甘草5 g　竹叶10 g　灯芯草5 g　白芍10 g

注:清热镇凉汤(《医宗金鉴》)加味。

主治:月经前后诸症经行情志异常心肝火旺证。

处方新解:本方证由心肝火旺所致。方中柴胡善条达肝气而疏肝解郁,与栀子、龙胆草配伍,清泻肝火,清心除烦;加麦冬、茯神可养阴清心,除烦安神;与竹叶、黄连、灯芯草同用,以清火解毒,透热养阴;木通清热利水,使热从小便出;火旺易伤阴血,加白芍补养阴血;甘草调和诸药。

### 二十六、吴氏治疗月经前后诸症经行情志异常痰热上扰证方

处方:陈皮10 g　茯苓10 g　半夏10 g　甘草10 g　川贝10 g　竹茹10 g　胆南星10 g　郁金10 g　大枣5枚

注:温胆汤(《备急千金要方》)加味。

主治:月经前后诸症经行情志异常痰热上扰证。

处方新解:本方证由素体胆气不足,复由情志不遂,胆失疏泄,气郁生痰,痰浊内扰,胆胃不和所致。治宜理气化痰,和胃利胆。方中半夏辛温,燥湿化痰,和胃止呕;竹茹取其甘而微寒,清热化痰,除烦止呕;半夏与竹茹相伍,一温一凉,化痰和胃,止呕除烦之功备;陈皮辛苦温,理气行滞,燥湿化痰;加郁金增强疏肝理气之功;加胆南星、川贝增强清热化痰之功;茯苓健脾渗湿,以杜生痰之源;大枣调和脾胃;甘草调和诸药。

## 二十七、吴氏治疗月经前后诸症经行失眠心脾两虚证方

处方:党参15g 白术10g 茯神15g 炙甘草15g 黄芪15g 酸枣仁10g 木香10g 远志10g 石橄榄15g 龙眼肉15g 天麻10g 柏子仁10g 益智仁10g

注:归脾汤(《济生方》)加味。

主治:月经前后诸症经行失眠心脾两虚证。

处方新解:本方证由心脾两虚所致。治宜益气补血,健脾养心。方中石橄榄性苦、微酸、凉,有滋阴降火之功;黄芪、党参、白术、甘草大队甘温之品补脾益气以生血,使气旺则血生;龙眼肉甘温补血养心;茯神、酸枣仁、柏子仁、远志宁心安神;益智仁辛温,入脾肾经,可温补脾肾;木香行气散结,使诸药补而不滞。

## 二十八、吴氏治疗月经前后诸症经行失眠阴虚火旺证方

处方:酸枣仁10g 柏子仁10g 茯神15g 黄芩10g 黄连10g 阿胶10g 石橄榄15g 莲子心10g 蔓荆子10g 僵蚕10g

注:黄连阿胶汤加味。

主治:月经前后诸症经行失眠阴虚火旺证。

处方新解:本方证由心肾不足,阴虚火旺所致。治宜滋阴泻

火,益肾宁心。方中黄连泻心火,阿胶益肾水,配伍黄芩、莲子心增强清火之力;石橄榄性苦、微酸、凉,有滋阴降火之功;加酸枣仁、柏子仁、茯神宁心安神;蔓荆子辛能散风,寒能清热,有发散风热、清利头目之效;阴虚日久可生风,故加僵蚕,咸辛平,善熄风止痉。

### 二十九、吴氏治疗月经前后诸症经行失眠心肝火旺证方

处方:丹皮 10 g　栀子 10 g　生地 10 g　元参 10 g　麦冬 10 g 知母 15 g　酸枣仁 10 g　柏子仁 10 g　朱砂 15 g　石橄榄 15 g

注:丹栀逍遥散加减。

主治:月经前后诸症经行失眠心肝火旺证。

处方新解:本方用于治疗心肝火旺证。治宜疏肝清热。方中石橄榄性苦、微酸、凉,有滋阴降火之功;知母苦甘寒,治邪在气分实热,能清热泻火,除烦止渴;木郁不达致血虚生热,予丹皮清血中之伏火;栀子善清肝热,并导热下行;生地入血分,可清热凉血,养阴生津;加元参、麦冬可增强益气养阴生津之效;柏子仁、酸枣仁可养阴安神;朱砂增强安神之效;甘草调和诸药,使肝郁得疏,郁热得清。

### 三十、吴氏治疗月经前后诸症经行发热阴虚证方

处方:川芎 5 g　当归 10 g　生地 10 g　胡黄连 10 g　丹皮 10 g　地骨皮 10 g　麦冬 10 g　元参 10 g　阿胶 10 g

注:地骨皮饮(《医宗金鉴》)加味。

主治:月经前后诸症经行发热阴虚证。

处方新解:本方证由阴虚所致。治宜滋阴养血清热。方中生地入血分,可清热凉血,养阴生津;阴虚火旺灼伤阴血,血虚生热,予丹皮清血中之伏火;当归、阿胶养血补血;川芎活血行气,使当归、阿胶补而不滞;地骨皮甘寒,能退热除蒸,凉血清热,与胡黄连配伍,增强清虚热之效;元参、麦冬可益气养阴生津。全方共奏滋

阴养血清热之效。

### 三十一、吴氏治疗月经前后诸症经行发热肝郁发热证方

处方:丹栀逍遥散加青蒿10 g　川楝子10 g

注:丹栀逍遥散加味。

主治:月经前后诸症经行发热肝郁发热证。

处方新解:本方证由肝郁发热所致。治宜疏肝清热。方中柴胡疏肝解郁,使肝气得以条达;加川楝子增强疏肝理气之效;当归甘辛苦温,养血和血;白芍酸苦微寒,养血敛阴,柔肝缓急;木郁不达致脾虚失运,以白术、茯苓、甘草健脾益气,既能实土以御木侮,且使营血生化有源;加薄荷少许,疏散郁遏之气,透达肝经郁热;青蒿功善凉血退热;甘草调和诸药,使肝郁得疏,郁热得清。

### 三十二、吴氏治疗月经前后诸症经行发热瘀血证方

处方:川芎5 g　当归10 g　赤芍10 g　熟地15 g　甘草5 g
红花10 g　桃仁10 g　丹皮10 g　鳖甲20 g(先煎)

注:桃红四物汤(《医宗金鉴》)加味。

主治:月经前后诸症经行发热瘀血证。

处方新解:本方证由营血虚滞所致。治宜补血调血。方中熟地甘温味厚质润,入肝肾经,长于滋养阴血,补肾填精;当归甘辛温,为补血良药,兼具活血作用;赤芍活血祛瘀;川芎活血行气;加桃仁、红花增强活血祛瘀之力;血瘀发热,加丹皮、鳖甲以清热凉血;甘草调和诸药。

### 三十三、吴氏治疗月经前后诸症经行发热气虚证方

处方:补中益气汤加防风10 g　四物汤

注:补中益气汤加味。

主治:月经前后诸症经行发热气虚证。

处方新解:本方证由气虚所致。治宜补中益气。方中重用黄芪,味甘微温,入脾肺经,补中益气;配伍人参、炙甘草、白术,补气健脾;与黄芪合用,以增强其补益中气之功;血为气之母,气虚时久,营血亦亏,故用四物汤养血合营,协和人参、黄芪补气养血;陈皮理气和胃,使诸药补而不滞;少量升麻、柴胡升阳举陷;气虚易感风邪,加防风,药力缓和,以祛风为主。

# 第十五节　绝经前后诸症

## 一、吴氏治疗绝经期前后诸症肾气虚证方

处方:淫羊藿10 g　菟丝子10 g　枸杞10 g　何首乌10 g　鹿角胶10 g(分冲)　鳖甲20 g(先煎)　元参10 g　山萸10 g　铁皮石斛10 g

注:经验方。

主治:绝经期前后诸症肾气虚证。

处方新解:本方证由肾气虚损所致。治宜补肾益气。方中淫羊藿辛甘温,可温肾壮阳益精;鹿角胶甘咸温,温补肝肾,益精血;菟丝子甘温,入肝肾脾经,既能补肾阳,又能益阴精,不燥不滞,为平补之品,与枸杞、山茱萸配伍,可增强补肾壮阳之力;加何首乌善补肝肾,益精血,且可收敛精气,为滋补良药;肾气虚日久可致阴虚,加鳖甲滋阴清热,潜阳熄风;元参、铁皮石斛可益气养阴生津。

## 二、吴氏治疗绝经期前后诸症肾阴虚证方

处方:左归丸加黄连10 g　地骨皮10 g　元参10 g　沙参10 g川楝子10 g

注:左归丸加味。

主治:绝经期前后诸症肾阴虚证。

处方新解:本方证由真阴不足,精髓亏损所致。治宜滋阴补肾,填精益髓。方中熟地滋肾填精,大补真阴;山茱萸养肝滋肾,涩精敛汗;山药补脾益阴,滋肾固精;枸杞补肾益精,养肝明目;鹿角胶、龟板胶为血肉有情之品,峻补精髓,龟板偏于补阴,鹿角胶偏于补阳,在补阴之中配伍补阳药,取"阳中求阴"之义;菟丝子、川牛膝益肝肾,强腰膝,健筋骨;阴虚时久生热,故加地骨皮清虚热;元参、沙参益气养阴;加黄连清热燥湿,泻火解毒;川楝子疏肝理气,使诸药补而不滞。诸药合用,共奏滋阴补肾、填精益髓之效。

### 三、吴氏治疗绝经期前后诸症肾阳虚证方

处方:仙茅10 g　仙灵脾10 g　菟丝子10 g　鹿茸10 g　紫河车15 g　肉苁蓉10 g　巴戟天10 g　枸杞10 g　山萸10 g　丹参10 g　何首乌10 g

注:经验方。

主治:绝经期前后诸症肾阳虚证。

处方新解:本方证由肾阳虚损所致。治宜温补肾阳,填精益髓。方中仙茅、仙灵脾、菟丝子、鹿茸、肉苁蓉、巴戟天温补肝肾,益精血;山萸、枸杞、何首乌滋阴益肾养肝,填精补髓,取"阴中求阳"之义;紫河车既能温肾补精,又能益气养血;丹参可活血清心安神。

### 四、吴氏治疗绝经期前后诸症肾阴阳两虚证方

处方:西洋参10 g　补骨脂15 g　杜仲10 g　川芎5 g　当归10 g　白芍10 g　熟地10 g　阿胶10 g(分冲)　肉苁蓉10 g　蛤蚧30 g　紫河车15 g　黑枸杞10 g

注:经验方。

主治:绝经期前后诸症肾阴阳两虚证。

处方新解:本方证由肾阴阳两虚所致。治宜调补滋肾阴,补肾阳。方中熟地补肾阴,填精益髓,与紫河车合用,可养阴清热;肉苁

蓉、补骨脂、杜仲、蛤蚧温壮肾阳;加黑枸杞滋补肝肾;西洋参善补气养阴,清火生津,与阿胶同用,增强养阴之效;当归补血活血;白芍养血益阴;川芎活血行气,使诸药补而不滞。全方共奏滋补肾阴、补肾阳之效。

# 第二章　带下疾病

## 第一节　非炎性带下病

### 一、吴氏治疗非炎性带下病脾虚证方

处方：完带汤(《傅青主女科》)加薏苡仁 15 g　乌贼骨 20 g
炙甘草 5 g　泽泻 10 g

主治：非炎性带下病脾虚证。

处方新解：本方证由脾虚肝郁，带脉失约，湿浊下注所致。治宜补脾疏肝，化湿止带。方中重用山药、白术，意在补脾祛湿，使脾气健运，湿浊得消；山药并有固肾止带之功；人参补中益气；苍术、薏苡仁燥湿运脾，以增强祛湿化浊之力；白芍柔肝理脾，使肝木条达而脾土自强；车前子、泽泻利湿清热，令湿浊从小便分利；陈皮理气燥湿，使补药补而不滞，又可行气化湿；乌贼骨长于收涩，善止带，为妇人带下之良药；柴胡、荆芥穗之辛散，得白术则升发脾胃清阳，配白术则疏肝解郁；炙甘草调和诸药。诸药相配，使脾气旺健，肝气条达，清阳得升，湿浊得化，则带下自止。

### 二、吴氏治疗非炎性带下病肾阳虚证方

处方：鹿茸 10 g　菟丝子 10 g　肉桂粉 5 g(分冲)　黄芪 10 g
香附 10 g　桑螵蛸 10 g　白蒺藜 10 g　龙骨 30 g(先煎)　牡蛎
30 g(先煎)

注：经验方。

主治:非炎性带下病肾阳虚证。

处方新解:本方证由肾阳虚损所致。治宜温补肾阳,收涩止带。方中龙骨涩平,收敛固涩之力强,配伍桑螵蛸增强收涩止带之功;牡蛎咸涩微寒,与龙骨共奏收敛固涩之功;鹿茸甘咸温,入肾肝经,既善补肾阳而温养督脉,又善补肝肾,益精血。督脉为阳气之总督,鹿茸为血肉之精所结,督得茸补,则元气升举,有固崩止带之良效。配伍菟丝子、肉桂粉增强温补肾阳之力;加黄芪可补中益气,升举阳气以止带;香附理气,使诸药补而不滞。

### 三、吴氏治疗非炎性带下病肝火旺证方

处方:龙胆泻肝汤加夏枯草 10 g　胡黄连 10 g　青蒿 10 g

主治:非炎性带下病肝火旺证。

处方新解:本方证由肝胆湿热循经下注所致。治宜清利肝经湿热。方中龙胆草大苦大寒,既能泻肝胆实火,又能利肝经湿热,泻火除湿;加夏枯草增强泻肝胆实火之力;黄芩、栀子苦寒泻火,燥湿清热;湿热的主要出路是利导下行,从膀胱渗泄,故用渗湿泻热之泽泻、木通、车前子,导湿热从水道去;当归、生地养血滋阴,使邪去而阴血不伤;柴胡疏畅肝胆之气,并引诸药归于肝胆之经;加胡黄连、青蒿可清虚热;甘草调和诸药,护胃安中。全方使火降热清,湿浊得利。

### 四、吴氏治疗非炎性带下病血瘀证方

处方:少腹逐瘀汤(《医林改错》)加苍术 10 g　茯苓 10 g　芍药 10 g　牛膝 10 g　人参草 10 g

主治:非炎性带下病血瘀证。

处方新解:本方证由瘀血所致。治宜活血化瘀止带。方中小茴香、干姜、官桂温经散寒,通达下焦;延胡索、没药利气散瘀;蒲黄、五灵脂活血祛瘀;当归、川芎乃阴中之阳药、血中之气药,配合

赤芍以活血行气,散滞调经;加苍术燥湿运脾,以增强祛湿化浊之力;茯苓健脾祛湿止带;白芍柔肝理脾,使肝木条达而脾土自强;牛膝生用善活血通经。诸药合用,共奏活血化瘀、祛湿止带之效。

# 第二节 炎性带下病

## 一、吴氏治疗炎性带下病湿热(毒)证方

处方:丹栀逍遥散加白鲜皮 10 g　百部 10 g　金银花 15 g　紫花地丁 15 g　薏苡仁 15 g　黄柏 10 g　苍术 10 g　萆薢 10 g　苦参 10 g

主治:炎性带下病湿热(毒)证

处方新解:本方证由肝郁湿热所致。治宜疏肝清热祛湿。方中以柴胡疏肝解郁,使肝气得以条达;当归甘辛苦温,养血和血;白芍酸苦微寒,养血敛阴,柔肝缓急;归、芍与柴胡同用,补肝体而助肝用,使血和则肝和,血充则肝柔;木郁不达致脾虚不运,故以白术、茯苓、甘草健脾益气;木郁不达致血虚生热,予丹皮清血中之伏火,予栀子疏肝清热;薄荷疏散郁遏之气,透达肝经郁热;生姜温运和中,且能辛散达郁;加黄柏、白鲜皮、薏苡仁清热利湿;苦参、百部祛湿止痒;苍术、萆薢燥湿止带;金银花、紫花地丁清热解毒;甘草调和诸药。

## 二、吴氏治疗炎性带下病脾虚湿热证方

处方:完带汤(《傅青主女科》)加黄柏 10 g　土茯苓 15 g　白鲜皮 10 g　萆薢 10 g　贯众 15 g　丹皮 10 g　马齿苋 10 g　人竹草 10 g

主治:炎性带下病脾虚湿热证。

处方新解:本方证由脾虚肝郁,带脉失约,湿浊下注所致。治

宜补脾疏肝,化湿止带。方中重用山药、白术,意在补脾祛湿,使脾气健运,湿浊得消;山药并有固肾止带之功;人参补中益气;苍术燥湿运脾,以增强祛湿化浊之力;萆薢功善利湿而分清去浊;黄柏善清下焦湿热,与白鲜皮、土茯苓、马齿苋、贯众合用,增强清热除湿之功;白芍柔肝理脾,使肝木条达而脾土自强;车前子利湿清热,令湿浊从小便分利;加丹皮功能凉血散瘀;陈皮理气燥湿,使补药补而不滞,又可行气化湿;柴胡、荆芥穗之辛散,得白术则升发脾胃清阳,疏肝解郁。诸药相配,使脾气旺健,肝气条达,清阳得升,湿浊得化,则带下自止。

# 第三章　妊娠疾病

## 第一节　妊娠呕吐

### 一、吴氏治疗妊娠呕吐脾胃虚弱证方

处方:香砂六君子汤加佛手10 g　黄芩10 g　竹茹10 g　柿蒂10 g　生姜5 g　大枣5枚

主治:妊娠呕吐脾胃虚弱证。

处方新解:本方证多为素体虚弱,饮食不慎或劳累所致。方中柴胡气质轻清,能疏解少阳之郁滞;厚朴、枳实理气畅中;当归养血活血;建曲、麦芽、山楂健胃消食,化积调中;甘草调和诸药。加用佛手、柿蒂降气和胃止呕,黄芩清热安胎,竹茹除烦止呕,生姜、大枣健脾和胃。诸药合用,共奏健脾益气、降逆和胃、理气止痛之功。

### 二、吴氏治疗妊娠呕吐肝胃不和证方

处方:半夏厚朴汤(《金匮要略》)加黄连10 g　吴茱萸10 g　乌梅15 g　柿蒂15 g

主治:妊娠呕吐肝胃不和证。

处方新解:本方证多因痰气郁结于咽喉所致。方中半夏辛温入肺胃,化痰散结,降逆和胃,为君药。厚朴苦辛性温,下气除满,助半夏散结降逆,为臣药。茯苓甘淡渗湿健脾,以助半夏化痰;生姜辛温散结,和胃止呕,且制半夏之毒;苏叶芳香行气,理肺疏肝,助厚朴行气宽胸,宣通郁结之气,共为佐药。加用黄连、吴茱萸调

和肝胃,乌梅、柿蒂降逆止呕。诸药合用,行气散结、化痰降逆。

### 三、吴氏治疗妊娠呕吐痰湿阻滞证方

处方:小半夏加茯苓汤(《金匮要略》)加白术 10 g　砂仁 10 g 陈皮 10 g　太子参 10 g　炙甘草 5 g

主治:妊娠呕吐痰湿阻滞证。

处方新解:本方证多为痰湿互结,阻滞气机所致。方中半夏、生姜行水气而散逆气,能止呕吐;茯苓宁心气而泄肾邪,能利小便;白术、太子参健脾益胃;陈皮、砂仁燥湿化痰,和胃止呕;炙甘草调和药性。诸药合用,燥湿健脾,化痰降逆。

### 四、吴氏治疗妊娠呕吐气阴两虚证方

处方:生脉散加生地 12 g　竹茹 10 g　麦冬 10 g　柿蒂 15 g 元参 10 g　北沙参 10 g

主治:妊娠呕吐气阴两虚证。

处方新解:本证多由温热、暑热之邪耗气伤津所致。方中人参甘温,益元气,补肺气,生津液,故为君药。麦冬甘寒,养阴清热,润肺生津,故为臣药。人参、麦冬合用,则益气养阴之功益彰;五味子酸温,敛肺止汗,生津止渴,为佐药。三药合用,一补一润一敛,益气养阴,生津止渴,敛阴止汗,使气复津生,汗止阴存,气充脉复,故名"生脉"。加用生地、麦冬、元参、北沙参等滋阴之品,竹茹、柿蒂降逆除烦止呕,共奏益气生津、敛阴止汗、降逆止呕之效。

# 第二节　妊娠腹痛

## 一、吴氏治疗妊娠腹痛血虚证方

处方:当归芍药散(《金匮要略》)加何首乌 10 g　阿胶 10 g

泽泻 10 g 黄芩 10 g

主治:妊娠腹痛血虚证。

处方新解:本方证多因素体血虚或脾虚化源不足,妊娠后血聚子宫以养胎,阴血益虚,胞脉失养所致。本方中当归补血活血,调经止痛,润肠通便;白芍养血敛阴,补而不腻,柔肝缓中,止痛收汗;加阿胶、何首乌养精血,泽泻、黄芩泻热安胎。诸药合用,共奏养血调肝、健脾利湿、养血益脾之功。

## 二、吴氏治疗妊娠腹痛气郁证方

处方:逍遥散加枳壳 10 g 延胡索 10 g 川楝子 10 g 苏梗 10 g 青皮 10 g

主治:妊娠腹痛气郁证。

处方新解:本方证因素体忧郁或孕后情志内伤,肝失条达,气行不畅所致。本方中柴胡疏肝解郁,使肝气得以条达,为君药。当归甘辛苦温,养血和血;白芍酸苦微寒,养血敛阴,柔肝缓急,为臣药。白术、茯苓健脾去湿,使运化有权,气血有源;炙甘草益气补中,缓肝之急,为佐药。用法中加入薄荷少许,疏散郁遏之气,透达肝经郁热;烧生姜温胃和中,为使药。加枳壳、延胡索、川楝子、青皮等,行气止痛之力更甚。

## 三、吴氏治疗妊娠腹痛虚寒证方

处方:胶艾汤(《金匮要略》)加巴戟天 10 g 杜仲 10 g 补骨脂 10 g 续断 10 g 莲房炭 10 g 黄芪 15 g

主治:妊娠腹痛虚寒证。

处方新解:本方证因素体阳虚,孕后复感寒邪,胞脉失于温煦,有碍气血畅行所致。本方中阿胶为君,补血润肝木之燥。阿胶为黑驴之皮,东阿井水炼化,味甘性平,兼有止血的功效。加用巴戟天补益肾阳,黄芪益气,莲房炭温中止血,使阴寒消散,气血畅行。

# 第三节 异位妊娠

### 一、吴氏治疗异位妊娠未破损期证方

处方:三棱 10 g　莪术 10 g　桃仁 10 g　丹参 10 g　赤芍 10 g　益母草 15 g　延胡索 10 g　川楝子 10 g

主治:异位妊娠未破损期证。

处方新解:本方证因胞脉瘀阻,气血运行不畅所致。方中三棱、莪术消癥散结,桃仁、丹参、赤芍、益母草活血化瘀,延胡索、川楝子行气止痛。全方活血化瘀,消癥散结。

### 二、吴氏治疗异位妊娠已破损期休克型证方

处方:生脉散加丹参 10 g　赤芍 10 g　桃仁 10 g　延胡索 10 g　当归 10 g

主治:异位妊娠已破损期休克型证。

处方新解:本方证为孕卵停滞于子宫之外,胀破脉络,络伤内崩所致。方中人参、麦冬、五味子益气摄血敛汗,养阴生津;丹参、赤芍、桃仁活血化瘀以消积血;延胡索、当归活血止痛。

### 三、吴氏治疗异位妊娠已破损不稳定型证方

处方:党参 15 g　丹参 15 g　黄芪 15 g　桃仁 10 g

主治:异位妊娠已破损不稳定型证。

处方新解:本方证为脉络破损,络伤血溢,离经之血瘀于少腹所致。方中丹参、桃仁活血化瘀,党参、黄芪补益气血。

### 四、吴氏治疗异位妊娠已破损包块型证方

处方:炮附子 6 g　高丽参 10 g　酒大黄 10 g　芒硝 5 g　干

姜 10 g　吴茱萸 10 g　肉桂粉 5 g(分冲)　枳实 10 g　厚朴 10 g

主治:异位妊娠已破损包块型。

处方新解:本方证为络伤血溢于少腹成癥,瘀积成癥,故腹腔血肿包块,包块阻碍气机,致瘀血内阻。方中炮附子、肉桂粉、干姜回阳救逆,枳实、厚朴行气消积,酒大黄、芒硝泻下攻积。全方消癥散结。

# 第四节　葡萄胎

## 一、吴氏治疗妊娠疾病葡萄胎气滞血瘀证方

处方:桂枝茯苓丸加柴胡 10 g　香附 10 g　牛膝 10 g　野香菇根 30 g

主治:妊娠疾病葡萄胎气滞血瘀证。

处方新解:本方桂枝温经散寒,活血通络;茯苓益气养心,能利腰脐间血;丹皮、桃仁、芍药活血化瘀,芍药并能养血和营。以蜜为丸,取其缓消癥积而不伤正,活血、化瘀、消癥。加柴胡、香附行气疏肝,牛膝活血通经,引血下行。

## 二、吴氏治疗妊娠疾病葡萄胎痰瘀互结证方

处方:下瘀血汤(《金匮要略》)加三棱 10 g　莪术 10 g　海藻 15 g　昆布 15 g

主治:妊娠疾病葡萄胎痰瘀互结证。

处方新解:原方消瘀止痛,主治产妇瘀阻腹痛,及瘀血阻滞,经水不利,腹中癥块等。加用三棱、莪术破血行气止痛,海藻、昆布化痰散瘀。

### 三、吴氏治疗妊娠疾病葡萄胎湿热成毒证方

处方:桃仁承气汤(《温病条辨》)加土茯苓 21 g　半枝莲 15 g
蒲公英 15 g　白花蛇舌草 15 g　紫花地丁 15 g

主治:妊娠疾病葡萄胎湿热成毒证。

处方新解:本方证属瘀热互结下焦,治当因势利导,逐瘀泻热,以祛除下焦之蓄血。方中桃仁苦甘平,活血破瘀;大黄苦寒,下瘀泻热。二者合用,瘀热并治,共为君药。芒硝咸苦寒,泻热软坚,助大黄下瘀泻热;桂枝辛甘温,通行血脉,既助桃仁活血祛瘀,又防硝、黄寒凉凝血之弊,共为臣药。桂枝与硝、黄同用,相反相成,桂枝得硝、黄则温通而不助热,硝、黄得桂枝则寒下又不凉遏。炙甘草护胃安中,并缓诸药之峻烈,为佐使药。土茯苓、半枝莲、蒲公英、白花蛇舌草、紫花地丁清热解毒。

### 四、吴氏治疗妊娠疾病葡萄胎元气亏虚证方

处方:太子参 10 g　黄芪 15 g　白术 10 g　甘草 5 g　何首乌
15 g　黄精 10 g　炙甘草 5 g　陈皮 10 g

主治:妊娠疾病葡萄胎元气亏虚证。

处方新解:本方证由大病虚极欲脱,气血亏虚所致。太子参、黄芪补气升阳;何首乌、黄精补益精血,平补三焦;白术、陈皮健脾益胃,养后天以滋先天;甘草调和药性。

# 第五节　流产

### 一、吴氏治疗先兆流产肾虚证方

处方:寿胎丸(《医学衷中参西录》)加补骨脂 10 g　益智仁
10 g　杜仲 10 g　续断 10 g　阿胶 10 g

主治:先兆流产肾虚证。

处方新解:本方证为父母先天禀赋不足,或房劳多产,或孕后房事不节,伤肾耗精,肾虚冲任损伤,胎元不固所致。方中菟丝子补肾益精,肾旺自能荫胎;桑寄生、续断补肝肾,固冲任,使胎气强壮;阿胶滋养阴血,使冲任血旺,则胎气自固。加用补骨脂、益智仁、杜仲、续断,诸药相配,共奏补肾安胎之功。

## 二、吴氏治疗先兆流产气血虚弱证方

处方:胎元饮(《景岳全书》)加升麻 10 g　紫河车 15 g

主治:先兆流产气血虚弱证。

处方新解:本方证为母体气血素虚,或久病大病伤气血,或孕后思虑过度,劳倦伤脾,气血生化不足,气血虚弱,胎元不固所致。方中人参、白术、炙甘草甘温益气,健脾调中,以助生化之源;当归、熟地、白芍补血养血安胎;杜仲补肾安胎;陈皮行气健脾;升麻升举阳气;紫河车补肾益精血。诸药共奏补气养血、固肾安胎之功。

## 三、吴氏治疗先兆流产血热证方

处方:保阴煎(《傅青主女科》)加生地 10 g　甘草 5 g　丹皮 10 g　地骨皮 10 g　龙骨 20 g(先煎)

主治:先兆流产血热证。

处方新解:本方证为素体血热或阴虚内热或产后过食辛热,或感受热邪,热伤冲任,扰动胎元,胎元不固所致。方中当归、白芍补血养肝,为君。黄芩、白术坚阴清热,健脾除湿;川芎行气血;生地、丹皮、地骨皮、龙骨滋阴清热;甘草调和药性。全方养血健脾,清化湿热以安胎。

### 四、吴氏治疗先兆流产血瘀伤胎证方

处方:桂枝茯苓丸(《金匮要略》)加牡蛎 30 g(先煎)　阿胶 10 g(分冲)　黄芩 10 g　紫河车 15 g

主治:先兆流产血瘀伤胎证。

处方新解:本方证为素有瘀血或孕后不慎跌扑闪挫,或孕期手术创伤,均可致气血不和,瘀阻子宫、冲任,使胎元失养而不固。方中桂枝温经通阳;白芍养肝和营,缓急止痛;桃仁、丹皮活血化瘀;茯苓健脾益气,宁心安神;紫河车、阿胶益肝肾,养血;黄芩清热安胎,牡蛎软坚散结。诸药合用,共奏活血化瘀、消癥散结之效。

### 五、吴氏治疗先兆流产(难免流产、不全流产)血瘀证方

处方:生化汤(《傅青主女科》)加红花 10 g　牛膝 10 g　益母草 10 g

主治:先兆流产(难免流产、不全流产)血瘀证。

处方新解:本方证多为孕后不慎跌扑闪挫,或孕期手术创伤,均可致气血不和,瘀阻子宫、冲任,使胎元失养而不固。方中重用全当归补血活血,化瘀生新,行滞止痛,为君药。川芎活血行气,桃仁活血祛瘀,均为臣药。炮姜入血散寒,温经止痛;黄酒温通血脉以助药力,共为佐药。炙甘草和中缓急,调和诸药,用以为使。加用红花、牛膝、益母草活血散瘀。诸药合用,共奏养血祛瘀、温经止痛之功效。

### 六、吴氏治疗先期流产(难免流产、不全流产)血虚证方

处方:高丽参 10 g　炮附子 10 g　益母草 10 g

主治:先期流产(难免流产、不全流产)血虚证。

处方新解:本方证多为久病大病耗伤气血,或孕后思虑过度,劳倦伤脾,气血虚弱,冲任匮乏,不能滋养固摄胎元,致胎元不固。

高丽参补气助阳,炮附子回阳救逆。

### 七、吴氏治疗过期流产气血虚弱证方

处方:救母丹(《金匮要略》)加怀牛膝10 g 乳香10 g 黄芪15 g

主治:过期流产气血虚弱证。

处方新解:本方证多为母体气血素虚,或久病大病耗伤气血,或孕后思虑过度,劳倦伤脾,气血生化不足,气血虚弱,冲任匮乏,不能滋养固摄胎元,致胎元不固。本方中人参、川芎、当归以补产妇之气血;益母草下死胎;赤石脂化痰血;怀牛膝补肝肾,强筋骨;黄芪补气生血;乳香活血行气止痛。诸药合用,补攻并用,死子自然一涌而出。

### 八、吴氏治疗过期流产血瘀证方

处方:脱花煎(《景岳全书》)加炒蒲黄10 g 五灵脂10 g 血余炭10 g

主治:过期流产血瘀证。

处方新解:本方证为孕期跌扑外伤,或寒凝血滞,瘀阻冲任,损及胎元所致。方中当归、川芎、红花活血祛瘀,有催生下胎之功效;肉桂温通血脉,增强行血之功;牛膝活血行血,引血下行;车前子滑利泄降;蒲黄、五灵脂行气活血止痛,气行则血行;血余炭散瘀结,止血不留瘀。全方有活血化瘀、祛瘀下胎之功效。

### 九、吴氏习惯性流产肾脾两虚证方

处方:寿胎丸(《医学衷中参西录》)加山萸15 g 枸杞10 g 续断10 g 杜仲10 g 桑寄生10 g

主治:习惯性流产肾脾两虚证。

处方新解:本方证因父母先天禀赋不足,或房劳多产,或孕后

房事不节,伤肾耗精,肾虚冲任损伤,胎元不固所致。方中菟丝子补肾益精,肾旺自能荫胎;桑寄生、续断补肝肾,固冲任,使胎气强壮;阿胶滋养阴血,使冲任血旺,则胎气自固;山茱萸、枸杞等健脾益肾。全方共奏固肾安胎之功。

### 十、吴氏治疗习惯性流产气血虚弱证方

处方:泰山磐石散(《景岳全书》)加紫河车 15 g　苎麻根 15 g 杜仲 10 g　菟丝子 10 g

主治:习惯性流产气血虚弱证。

处方新解:本方证由气血虚弱,胞宫不固,胎元失养所致。方中重用白术益气健脾安胎,为君药。人参、黄芪助白术益气健脾以固胎元;当归、熟地、芍药、川芎养血和血以养胎元,共为臣药。君臣相伍,双补气血以安胎元。佐以续断补肾安胎;黄芩清热安胎;砂仁理气安胎,且醒脾气,以防诸益气补血药滋腻碍胃;糯米补脾养胃以助安胎。炙甘草益气和中,调和诸药,为佐使药。紫河车、杜仲、菟丝子补益肝肾,苎麻根安胎。诸药合用,共奏益气健脾、养血安胎之功。

### 十一、吴氏治疗习惯性流产阴虚血热证方

处方:保阴煎(《景岳全书》)加竹茹 10 g　丝瓜络炭 10 g

主治:习惯性流产阴虚血热证。

处方新解:本方证为素体血热或阴虚内热或产后过食辛热,或感受热邪,热伤冲任,扰动胎元,胎元不固所致。方中当归、白芍补血养肝,为君。黄芩、白术坚阴清热,健脾除湿;川芎行气血;生地、丹皮、地骨皮、龙骨滋阴清热;甘草调和药性;竹茹清热除烦;丝瓜络炭清热止血。全方养血健脾、清化湿热以安胎。

# 第六节 妊娠心烦

## 一、吴氏治疗妊娠心烦阴虚内热证方

处方:黄连阿胶汤(《伤寒论》)加淡豆豉 10 g 龙骨 30 g(先煎) 牡蛎 30 g(先煎) 百合 10 g 五味子 10 g

主治:妊娠心烦阴虚内热证。

处方新解:本方证因素体血热或阴虚内热或产后过食辛热所致。方中黄连、黄芩清泻心火;桂枝是辛、甘发散,辛味和甘味的药;白芍"酸苦涌泻",酸苦的药收敛;淡豆豉、百合清热除烦;龙牡滋阴清热;五味子滋肾生津。全方滋阴清热除烦。

## 二、吴氏治疗妊娠心烦痰火证方

处方:温胆汤(《备急千金要方》)加黄芩 10 g 黄连 10 g 川贝 10 g

主治:妊娠心烦痰火证。

处方新解:本方证多因素体胆气不足,复由情志不遂,胆失疏泄,气郁生痰,痰浊内扰,胆胃不和所致。方中半夏辛温,燥湿化痰,和胃止呕,为君药。臣以竹茹,取其甘而微寒,清热化痰,除烦止呕。半夏与竹茹相伍,一温一凉,化痰和胃、止呕除烦之功备;陈皮辛苦温,理气行滞,燥湿化痰;枳实辛苦微寒,降气导滞,消痰除痞。陈皮与枳实相合,一温一凉,而理气化痰之力增。佐以茯苓,健脾渗湿,以杜生痰之源;煎加生姜、大枣调和脾胃,且生姜兼制半夏毒性。以甘草为使,调和诸药。黄芩、黄连、川贝清热燥湿化痰。全方理气化痰,和胃利胆。

### 三、吴氏治疗妊娠心烦肝郁证方

处方：柴胡疏肝散去川芎、升麻加白芍 10 g

主治：妊娠心烦肝郁证。

处方新解：本方证多因情志不遂，木失条达，则致肝气郁结，经气不利。方中柴胡功善疏肝解郁，用以为君。香附理气疏肝而止痛，助柴胡以解肝经之郁滞，并增行气活血止痛之效，共为臣药。陈皮、枳壳理气行滞，白芍、甘草养血柔肝，缓急止痛，均为佐药。甘草调和诸药，为使药。去升散之川芎、升麻，加养肝阴之白芍。诸药相合，共奏疏肝行气、活血止痛、养阴除烦之功。

### 四、吴氏治疗妊娠心烦脾虚证

处方：归脾汤（《济生方》）加柏子仁 10 g　知母 10 g

主治：妊娠心烦脾虚证。

处方新解：本方多由思虑过度，劳伤心脾，气血亏虚所致。治疗以益气补血，健脾养心为主。方中人参、黄芪、白术、甘草甘温之品补脾益气以生血，使气旺而血生；当归、龙眼肉甘温补血养心；茯苓（多用茯神）、酸枣仁、远志宁心安神；木香辛香而散，理气醒脾，与大量益气健脾药配伍，复中焦运化之功，又能防大量益气补血药滋腻碍胃，使补而不滞，滋而不腻；用法中姜、枣调和脾胃，以资化源。加用柏子仁、知母安神滋阴。

## 第七节　妊娠肿胀

### 一、吴氏治疗妊娠肿胀脾虚证方

处方：苓桂术甘汤（《金匮要略》）加桑白皮 10 g　大腹皮 15 g
生姜皮 10 g　泽泻 10 g　猪苓 10 g

主治:妊娠肿胀脾虚证。

处方新解:本方所治痰饮乃中阳素虚,脾失健运,气化不利,水湿内停所致。本方重用甘淡之茯苓为君,健脾利水,渗湿化饮,既能消除已聚之痰饮,又善平饮邪之上逆。桂枝为臣,功能温阳化气,平冲降逆。苓、桂相合为温阳化气、利水平冲之常用组合。白术为佐,功能健脾燥湿,苓、术相须,为健脾祛湿的常用组合,在此体现了治生痰之源以治本之意;桂、术同用,也是温阳健脾的常用组合。炙甘草用于本方,其用有三:一可合桂枝以辛甘化阳,以襄助温补中阳之力;二可合白术益气健脾,崇土以利制水;三可调和诸药,功兼佐使之用。加用桑白皮、大腹皮等健脾祛湿。

## 二、吴氏治疗妊娠肿胀肾虚证方

处方:真武汤(《伤寒论》)加草薢 10 g　川续断 10 g　桑寄生 10 g　菟丝子 10 g　五味子 10 g

主治:妊娠肿胀肾虚证。

处方新解:本方为治疗脾肾阳虚、水湿泛溢的基础方。本方以附子为君药,辛甘性热,用之温肾助阳,以化气行水,兼暖脾土,以温运水湿。臣以茯苓,利水渗湿,使水邪从小便去;白术健脾燥湿。佐以生姜之温散,既助附子温阳散寒,又合苓、术宣散水湿。白芍为佐药。加续断、桑寄生等补益肝肾。

## 三、吴氏治疗妊娠肿胀血虚证方

处方:八珍汤(《正体类要》)去熟地加黄芪 10 g　陈皮 10 g　杜仲 10 g　苏梗 10 g　桑寄生 10 g

主治:妊娠肿胀血虚证。

处方新解:方中人参益气养血,为君药。白术、茯苓健脾渗湿,助人参益气补脾。当归、白芍养血和营,助熟地滋养心肝,均为臣药。川芎为佐,活血行气,使归、芍补而不滞。炙甘草为使,益气和中,调和诸药。加黄芪、杜仲、桑寄生补益,陈皮、苏梗祛湿。

### 四、吴氏治疗妊娠肿胀气滞证方

处方:安胎散(《丹溪心法》)加香附10 g 陈蒲壳15 g 带皮生姜10 g 冬瓜皮15 g

主治:妊娠肿胀气滞证。

处方新解:本方证多为孕妇素体忧郁,气机不畅,孕后胎体渐长有碍气机升降,气滞湿停所致。安胎散由八珍汤去地黄,加黄芩、砂仁、香附、紫苏、陈皮、大腹皮组成。方中黄芩、砂仁、香附疏肝理气,生姜、陈皮、大腹皮等理脾和胃,使三焦气顺,水调湿除而肿自消。全方理气行滞,除湿消肿。

### 五、吴氏治疗妊娠肿胀痰湿证方

处方:黑大豆15 g 绿豆15 g 赤小豆15 g 甘草5 g 金银花10 g 活鲤鱼300 g 薏米15 g

主治:妊娠肿胀痰湿证。

处方新解:本方证为脾气素虚,或过食生冷,内伤脾阳,或忧思劳倦伤脾,脾虚不能运化水湿,水湿停聚,聚湿成痰所致。方中绿豆、黑大豆、赤小豆、薏米健脾渗湿,除胀满;鲤鱼消肿。全方清热化痰,除湿消肿。

## 第八节　妊娠眩晕

### 一、吴氏治疗妊娠眩晕气血亏虚证方

处方:归脾丸(《校注妇人良方》)加石橄榄15 g 天麻10 g 核桃仁15 g

主治:妊娠眩晕气血亏虚证。

处方新解:本方多由思虑过度,劳伤心脾,气血亏虚所致。方中以人参、黄芪、白术、甘草甘温之品补脾益气以生血,使气旺而血生;当归、龙眼肉甘温补血养心;茯苓(多用茯神)、酸枣仁、远志宁心安神;木香辛香而散,理气醒脾,与大量益气健脾药配伍,复中焦运化之功,又能防大量益气补血药滋腻碍胃,使补而不滞,滋而不腻;姜、枣调和脾胃,以资化源。加用石橄榄、天麻等平肝熄风。全方益气补血,健脾养心。

## 二、吴氏治疗妊娠眩晕肝肾不足证方

处方:杞菊地黄丸加天麻10 g　　钩藤10 g　　刺蒺藜10 g　　白蒺藜10 g　　炙龟甲15 g(先煎)　　炙鳖甲15 g(先煎)　　石决明15 g(先煎)

主治:妊娠眩晕肝肾不足证。

处方新解:杞菊地黄丸由六味地黄丸加枸杞、菊花而成。方中重用熟地黄,滋阴补肾,填精益髓,为君药。山萸肉补养肝肾,并能涩精;山药补益脾阴,亦能固精,共为臣药。三药相配,滋养肝脾肾,称为"三补"。但熟地黄的用量是山萸肉与山药两味之和,故以补肾阴为主,补其不足以治本。配伍泽泻利湿泄浊,并防熟地黄之滋腻恋邪;牡丹皮清泻相火,并制山萸肉之温涩;茯苓淡渗脾湿,并助山药之健运。三药为"三泻",渗湿浊,清虚热,平其偏胜以治标,均为佐药。枸杞子滋补肝肾,益精明目;菊花清肝明目;炙鳖甲、炙龟甲滋阴潜阳;天麻、钩藤平肝熄风,刺蒺藜、白蒺藜、石决明平肝疏肝。全方育阴潜阳。

## 三、吴氏治疗妊娠眩晕肝阳上亢证方

处方:天麻10 g　　钩藤10 g　　栀子10 g　　黄芩10 g　　杜仲10 g　　生石决明20 g(先煎)　　茯神10 g　　核桃仁15 g　　石橄榄15 g　　竹叶10 g　　五味子10 g

主治:妊娠眩晕肝阳上亢证。

处方新解:本方证多为孕后血聚养胎,阴血不足,阴不潜阳,肝阳上扰清窍,故发眩晕。天麻、钩藤、石决明等平抑肝阳止头眩,杜仲、五味子补益肝肾,栀子、黄芩等燥湿清热。全方共奏燥湿化痰、平肝潜阳之功。

### 四、吴氏治疗妊娠眩晕痰湿停聚证方

处方:温胆汤(《备急千金要方》)加石决明 20 g(先煎) 天麻 10 g 钩藤 10 g 旋覆花 10 g 法半夏 10 g 川贝 10 g

主治:妊娠眩晕痰湿停聚证。

处方新解:方中半夏辛温,燥湿化痰,和胃止呕,为君药。臣以竹茹,取其甘而微寒,清热化痰,除烦止呕。半夏与竹茹相伍,一温一凉,化痰和胃,止呕除烦之功备;陈皮辛苦温,理气行滞,燥湿化痰;枳实辛苦微寒,降气导滞,消痰除痞。陈皮与枳实相合,为一温一凉,而理气化痰之力增。佐以茯苓,健脾渗湿,以杜生痰之源;煎加生姜、大枣调和脾胃,且生姜兼制半夏毒性。以甘草为使,调和诸药。天麻、钩藤、石决明等为治疗眩晕的基础药。加法半夏、川贝燥湿化痰。

# 第九节　子痫

## 一、吴氏治疗子痫阴虚肝旺证方

处方:一贯煎加白芍 10 g 钩藤 10 g 石决明 20 g(先煎)丹参 10 g 地龙干 10 g

主治:子痫阴虚肝旺证。

处方新解:方中重用生地黄滋阴养血,补益肝肾,为君,内寓滋水涵木之意。当归、枸杞养血滋阴柔肝;北沙参、麦冬滋养肺胃,养

阴生津,意在佐金平木,扶土制木,四药共为臣药。佐以少量川楝子,疏肝泻热,理气止痛,复其条达之性。该药性虽苦寒,但与大量甘寒滋阴养血药相配伍,则无苦燥伤阴之弊。诸药合用,使肝体得养,肝气得舒,则诸症可解。加白芍滋肝阴,钩藤、石决明等平抑肝阳。

## 二、吴氏治疗子痫脾虚肝旺证方

处方:白术散(《生指迷方》)加钩藤 10 g 石决明 20 g(先煎)天麻 10 g 丹参 10 g 石橄榄 15 g

主治:子痫脾虚肝旺证。

处方新解:本方证多为素体脾虚,运化失职,水湿内停,肝失濡养,肝体不足而用偏亢,肝阳挟痰浊上扰清窍所致。本方中白术、茯苓、陈皮健脾祛湿,厚朴性温燥湿,人参补脾气,加用钩藤、石决明、天麻平抑肝阳。全方共奏健脾祛湿、平肝潜阳之功。

## 三、吴氏治疗子痫肝风内动证方

处方:半夏白术天麻汤(《医学心悟》)加安宫牛黄丸送服,再加竹茹 10 g 全蝎 10 g 丹参 10 g

主治:子痫肝风内动证。

处方新解:方中半夏燥湿化痰,降逆止呕;天麻平肝熄风,而止头眩,两者合用,为治风痰眩晕头痛之要药。故以两味为君药。以白术、茯苓为臣,健脾祛湿,能治生痰之源。佐以橘红理气化痰,脾气顺则痰消。使以甘草和中调药;煎加姜、枣调和脾胃,生姜兼制半夏之毒。安宫牛黄丸熄风止痉。

## 四、吴氏治疗子痫痰火上扰证方

处方:牛黄清心丸(《痘疹世医心诀》)加竹茹 10 g 全蝎 10 g 丹参 10 g 蔓荆子 10 g 天麻 10 g

主治:子痫痰火上扰证。

处方新解:本方证多由素体阴虚,阴虚内热,灼津成痰,痰热交织,或素体脾虚,或肝郁克脾,脾虚湿聚,郁久化热,痰热壅盛,上蒙清窍所致。本方清心化痰,镇惊祛风。牛黄、竹沥清心化痰开窍,为君。黄芩、黄连、山栀清心肝之热,郁金开郁结,使气脉通畅,痰热消,抽搐止。竹茹清热化痰,天麻、全蝎平肝熄风。全方清热开窍,豁痰熄风。

# 第十节　胎萎不长

## 一、吴氏治疗胎萎不长气血虚弱证方

处方:八珍汤(《正体类要》)加黄芪 15 g　枸杞 10 g　紫河车 15 g

主治:胎萎不长气血虚弱证。

处方新解:方中人参与熟地相配,益气养血,共为君药。白术、茯苓健脾渗湿,助人参益气补脾;当归、白芍养血和营,助熟地滋养心肝,均为臣药。川芎为佐,活血行气,使地、归、芍补而不滞。炙甘草为使,益气和中,调和诸药。加黄芪、枸杞、紫河车补益气血,滋养肝肾,滋先天以养后天。

## 二、吴氏治疗胎萎不长血寒证方

处方:川芎 5 g　当归 10 g　白芍 10 g　熟地 20 g　甘草 5 g　阿胶 10 g(分冲)　鹿胶 10 g(分冲)　龟胶 10 g(分冲)　杜仲 10 g(分冲)　牡蛎 20 g(先煎)　紫河车 15 g

主治:胎萎不长血寒证。

处方新解:本方证多为素体阳气不足,或孕后过食寒凉之品,戕伐阳气,或大病久病损伤肾阳,寒自内生,生化之机被遏所致。

本方为四物汤加味,方中当归补血养肝,和血调经为主;熟地黄滋阴补血为臣;白芍养血柔肝和宫为佐;川芎活血行气,畅通气血为使。四味合用,补而不滞,滋而不腻,养血活血,可使宫血调和。阿胶、鹿胶、龟胶、紫河车、杜仲补益肝肾,温阳散寒。全方温肾扶阳,养血育胎。

### 三、吴氏治疗胎萎不长血热证方

处方:两地汤(《傅青主女科》)加柏子仁 10 g　火麻仁 10 g 紫河车 15 g

主治:胎萎不长血热证。

处方新解:本方证为素体阳盛,或过食辛燥助阳之品,或感受热邪,热扰冲任、胞宫所致。此方中用地骨、生地,能清骨中之热。骨中之热,由于肾宫之热,清其骨髓,则肾气自寒,而又不损伤胃气,此治之巧也。紫河车益肝肾,柏子仁、火麻仁润燥泻热。全方清热凉血。

# 第十一节　胎气上逆

### 一、吴氏治疗胎气上逆肝郁证方

处方:紫苏饮(《普济本事方》)去人参加枳壳 10 g　茯苓 10 g 阿胶 10 g(分冲)　生地 10 g　麦冬 10 g　女贞子 10 g

主治:胎气上逆肝郁证。

处方新解:本方证为素性抑郁,或忿怒伤肝,肝气郁结,郁而化热所致。方中芎、归、芍药以和其血,苏、橘、大腹以顺其气,气顺血和则胎安矣。既利其气,复以人参、甘草养其气者,顺则顺其邪逆之气,和之气也。枳壳行气,阿胶、女贞子、麦冬益肾滋阴。全方清肝和胃,降逆止呕。

### 二、吴氏治疗胎气上逆脾虚证方

处方:香砂六君子汤(《古今名医方论》)加紫苏 10 g 枳壳 10 g 莱菔子 10 g 黄芪 15 g

主治:胎气上逆脾虚证。

处方新解:本方证多为素体虚弱、饮食不慎或劳累所致。方中柴胡气质轻清,能疏解少阳之郁滞;厚朴、枳实理气畅中;当归养血活血;建曲、麦芽、山楂健胃消食,化积调中;甘草调和诸药;紫苏、枳壳、莱菔子行气宽中;黄芪补益脾气。全方健脾和胃,降逆止呕。

# 第十二节 羊水过多

### 一、吴氏治疗羊水过多脾虚湿聚证方

处方:茯苓导水汤(《医案金鉴》)加葶苈子 10 g 枣仁 10 g 桔梗 10 g 鲤鱼 300 g

主治:羊水过多脾虚湿聚证。

处方新解:本方证为中阳素虚,脾失健运,气化不利,水湿内停所致。方中白术、茯苓、生姜、陈皮健脾理气燥湿以行水;当归、白芍养血安胎,使水去而不伤胎;黄芪补气;葶苈子利水消肿;鲤鱼行水消肿。全方健脾利水,养血安胎。

### 二、吴氏治疗羊水过多脾肾阳虚证方

处方:真武汤(《伤寒论》)加桂枝 10 g 巴戟天 10 g 杜仲 10 g 续断 10 g 柏子仁 10 g 远志 10 g

主治:羊水过多脾肾阳虚证方。

处方新解:本方以附子为君药,辛甘性热,用之温肾助阳,以化气行水,兼暖脾土,以温运水湿。臣以茯苓利水渗湿,使水邪从小

便去;白术健脾燥湿。佐以生姜之温散,既助附子温阳散寒,又合苓、术宣散水湿。白芍亦为佐药,其用有四:一者利小便以行水气,《本经》言其能"利小便",《名医别录》亦谓之"去水气,利膀胱";二者柔肝缓急以止腹痛;三者敛阴舒筋以解筋肉𫘤动;四者可防止附子燥热伤阴,以利于久服缓治。桂枝温阳,巴戟天、杜仲、续断等温肾阳。

## 第十三节 羊水过少

### 一、吴氏治疗羊水过少气血虚弱证方

处方:党参 15 g　白术 10 g　茯苓 10 g　炙甘草 5 g　黄芪 15 g　熟地 15 g　黄精 10 g　桑葚子 10 g　何首乌 10 g　山萸肉 10 g

主治:羊水过少气血虚弱证。

处方新解:本方证为母体气血素虚,或久病大病伤气血,或孕后思虑过度,劳倦伤脾,气血生化不足所致。方中党参、白术、茯苓、炙甘草等补益脾气,黄精、何首乌、山萸肉等补益精血。全方补益气血,益肾安胎。

### 二、吴氏治疗羊水过少脾肾不足证方

处方:温土毓麟汤(《傅青主女科》)加白芍 10 g　艾叶 10 g　炙甘草 5 g　川芎 5 g　当归 10 g　丹参 10 g

主治:羊水过少脾肾不足证。

处方新解:本方证为父母先天禀赋不足,或房劳多产,或孕后房事不节,伤肾耗精,肾虚冲任损伤,胎元不固所致。方中巴戟天补肾助阳,覆盆子补益肝肾,白术健脾燥湿益气,党参补脾气,山药健脾补肾,加川断、菟丝子、鹿角胶以增强补肾助阳之功。茯苓健

脾益气,川芎、丹参活血化瘀,白芍、当归养血安胎,艾叶温经散寒安胎,炙甘草调和诸药。全方共奏补肾助阳、健脾益气之功。

# 第十四节　妊娠喑哑

## 一、吴氏治疗妊娠喑哑肾阴虚证方

处方:六味地黄丸(《小儿药证直诀》)加沙参10 g　麦冬10 g　元参10 g　天冬10 g　地骨皮10 g　生地10 g

主治:妊娠喑哑肾阴虚证。

处方新解:方中重用熟地黄,滋阴补肾,填精益髓,为君药。山萸肉补养肝肾,并能涩精;山药补益脾阴,亦能固精,共为臣药。三药相配,滋养肝脾肾,称为"三补"。但熟地黄的用量是山萸肉与山药两味之和,故以补肾阴为主,补其不足以治本。配伍泽泻利湿泄浊,并防熟地黄之滋腻恋邪;牡丹皮清泻相火,并制山萸肉之温涩;茯苓淡渗脾湿,并助山药之健运。三药为"三泻",渗湿浊,清虚热,平其偏胜以治标,均为佐药。沙参、麦冬、元参、地骨皮等滋阴清热。全方滋阴补肾。

## 二、吴氏治疗妊娠喑哑阴虚肺燥证方

处方:养阴清肺汤加桑白皮10 g　海浮石10 g　川贝10 g

主治:妊娠喑哑阴虚肺燥证方。

处方新解:方中重用大生地甘寒入肾,滋阴壮水,清热凉血,为君药。玄参滋阴降火,解毒利咽;麦冬养阴清肺,共为臣药。佐以丹皮清热凉血,散瘀消肿;白芍敛阴和营泻热;川贝清热润肺,化痰散结;少量薄荷辛凉散邪,清热利咽。生甘草清热,解毒利咽,并调和诸药,以为佐使。加川贝、海浮石润肺燥。诸药配伍,共奏养阴清肺、解毒利咽之功。

## 第十五节　妊娠咳嗽

### 一、吴氏治疗妊娠咳嗽阴虚肺燥证方

处方:百合固金汤(《医方集解》)加桑叶10 g　阿胶10 g　黑芝麻10 g　炙百部10 g　川贝10 g

主治:妊娠咳嗽阴虚肺燥证。

处方新解:方中百合甘苦微寒,滋阴清热,润肺止咳;生地、熟地并用,滋肾壮水,其中生地兼能凉血止血。三药相伍,为润肺滋肾、金水并补的常用组合,共为君药。麦冬甘寒,协百合以滋阴清热,润肺止咳;玄参咸寒,助二地滋阴壮水,以清虚火,兼利咽喉,共为臣药。当归治咳逆上气,伍白芍以养血和血;贝母清热润肺,化痰止咳,俱为佐药。桔梗宣肺利咽,化痰散结,并载药上行;生甘草清热泻火,调和诸药,共为佐使药。加桑叶、炙百部、川贝等润肺燥。

### 二、吴氏治疗妊娠咳嗽痰火犯肺证方

处方:陈皮10 g　茯苓10 g　甘草5 g　川贝10 g　鱼腥草10 g　蜜紫菀10 g　蜜款冬花10 g　莱菔子10 g　蜜枇杷叶10 g

主治:妊娠咳嗽痰火犯肺证方。

处方新解:本方证多因素体阴虚,肺阴不足,虚火上炎,灼肺伤津所致。川贝、蜜紫菀、蜜款冬花、蜜枇杷叶等润肺化痰,陈皮、茯苓等燥湿化痰,莱菔子降气化痰,鱼腥草清肺火。诸药共用,奏养阴润肺、止咳安胎之效。

# 第十六节 妊娠泌尿疾病

## 一、妊娠小便不通

（一）吴氏治疗妊娠小便不通气虚证方

处方：人参 10 g　白术 10 g　茯苓 10 g　甘草 5 g　车前子 10 g　通草 5 g　泽泻 10 g

主治：妊娠小便不通气虚证。

处方新解：本方证为素体虚弱，中气不足，妊娠后胎体渐长，气虚无力举胎，胎重下坠，压迫膀胱所致。茯苓、通草、车前子、泽泻为渗湿利小便基础方药。人参、白术补益脾气。全方共奏益气导溺之效。

（二）吴氏治疗妊娠小便不通肾虚证方

处方：肾气丸（《金匮要略》）加丹皮 10 g　仙灵脾 10 g　巴戟天 10 g

主治：妊娠小便不通肾虚证。

处方新解：方中附子大辛大热，温阳补火；桂枝辛甘而温，温通阳气，二药相合，补肾阳，助气化，共为君药。肾为水火之脏，内舍真阴真阳，阳气无阴则不化，"善补阳者，必于阴中求阳，则阳得阴助，而生化无穷"，故重用干地黄滋阴补肾生精，配伍山茱萸、山药补肝养脾益精，阴生则阳长，同为臣药。方中补阳药少而滋阴药多，可见其立方之旨，并非峻补元阳，乃在于微微生火，鼓舞肾气，即取"少火生气"之义。泽泻、茯苓利水渗湿，配桂枝又善温化痰饮；丹皮活血散瘀，伍桂枝则可调血分之滞，此三味寓泻于补，俾邪去而补药得力，并制诸滋阴药碍湿之虞，俱为佐药。加仙灵脾、巴戟天等补益肝肾。诸药合用，助阳之弱以化水，滋阴之虚以生气，使肾阳振奋,气化复常,则诸症自除。

## 二、妊娠小便淋痛

(一)吴氏治疗妊娠小便淋痛心火偏亢证方

处方:导赤散(《小儿药证直诀》)加栀子10g 金钱草10g 车前子10g 苦参10g

主治:妊娠小便淋痛心火偏亢证。

处方新解:方中生地甘寒,凉血滋阴降火;木通苦寒,入心与小肠经,上清心经之火,下导小肠之热,两药相配,滋阴制火,利水通淋,共为君药。竹叶甘淡,清心除烦,淡渗利窍,导心火下行,为臣药。生甘草梢清热解毒,尚可直达茎中而止痛,并能调和诸药,还可防木通、生地之寒凉伤胃,为方中佐使。栀子清三焦火热,车前子、金钱草清热利湿。

(二)吴氏治疗妊娠小便淋痛湿热下注证方

处方:盐黄柏10g 盐知母10g 蒲公英10g 通草5g 白花蛇舌草10g 泽泻10g

主治:妊娠小便淋痛湿热下注证。

处方新解:本方证为摄生不慎,用具不洁,感受湿热之邪或胎压膀胱致湿热之邪入侵,膀胱气化不利所致。泽泻、盐黄柏、盐知母入肾,泻肾热,蒲公英、白花蛇舌草清热解毒,通草清热利湿。全方清热利湿,润燥通淋。

(三)吴氏治疗妊娠小便淋痛阴虚证方

处方:知柏地黄丸(《症因脉治》)加地肤子10g 元参10g 生地10g 苦参10g

主治:妊娠小便淋痛阴虚证。

处方新解:本方证为素体阴虚,孕后精血下聚养胎,阴精益亏,虚火内生,下移膀胱,灼伤津液所致。本方为六味地黄丸加知母、黄柏而成。熟地黄滋阴补肾,填精益髓;山萸肉补养肝肾,并能涩精;山药补益脾阴,亦能固精;泽泻利湿泄浊,并防熟地黄之滋腻恋邪;牡丹皮清泻相火,并制山萸肉之温涩;茯苓淡渗脾湿,并助山药之健运。知母、黄柏入肾,泻肾热。元参、生地、苦参清热滋阴,地肤子清热。全方滋阴清热,润燥通淋。

### 三、无症状菌尿

吴氏治疗无症状菌尿证方

处方:人竹草 15 g　生地 15 g　白花蛇舌草 15 g　黄连 10 g　黄柏 10 g　黄芪 15 g　紫花地丁 10 g　车前子 10 g

主治:无症状菌尿证。

处方新解:本方证为感受湿热之邪或胎压膀胱致湿热之邪入侵,膀胱气化不利所致。方中生地、人竹草清热滋阴;白花蛇舌草、紫花地丁清热解毒;黄连、黄柏、车前子清热利湿;黄芪补气利水。全方清热解毒,益气利湿。

### 四、血尿

吴氏治疗妊娠血尿证方

处方:阿胶 15 g　熟地 15 g　生地 10 g　白薇 10 g　藕节 15 g　芦根 15 g　小蓟 10 g　炙甘草 10 g　人竹草 15 g

主治:妊娠血尿。

处方新解:本方证为素体阳盛,或过食辛燥助阳之品,或感受热邪,热扰冲任、胞宫,热破血行所致。方中阿胶、熟地、生地滋阴补益精血,小蓟、藕节、白薇等清热凉血止血。全方滋阴清热,凉血止血。

### 五、尿石症

**吴氏治疗妊娠尿结石证方**

处方：金钱草 15 g　鸡内金 15 g　黑栀子 10 g　黄芩 10 g
泽泻 10 g　甘草 5 g　滑石 15 g　琥珀末 10 g(分冲)　车前子 10 g
(布包)　木通 10 g

主治：妊娠尿结石证。

处方新解：本方中鸡内金化湿通淋；金钱草、滑石、车前子、木
通清热利尿通淋；黑栀子入肾经，清下焦热；黄芩清热燥湿；泽泻利
水渗湿；琥珀利尿通淋。诸药合用，共奏清热利湿、消石利尿功效。

# 第十七节　母儿血型不合

### 一、吴氏治疗母儿血型不合肾虚肝郁证方

处方：寿胎丸(《医学衷中参西录》)加茵陈 10 g　白术 10 g
茯苓 10 g　乌梅炭 10 g　苎麻根 10 g

主治：母儿血型不合肾虚肝郁证。

处方新解：方中菟丝子补肾益精，肾旺自能荫胎；桑寄生、续断
补肝肾，固冲任，使胎气强壮；阿胶滋养阴血，使冲任血旺，则胎气
自固。四药相配，共奏补肾安胎之功。茵陈、白术、茯苓利湿健脾；
苎麻根清热安胎；乌梅炭长于止血。

### 二、吴氏治疗母儿血型不合湿热内蕴证方

处方：茵陈蒿汤(《伤寒论》)加郁金 10 g　黄连 10 g　白术 10 g
枳壳 10 g

主治：母儿血型不合湿热内蕴证。

处方新解：方中茵陈清热利湿，疏利肝胆，为君；栀子清泻三焦

湿热,并可退黄,为臣;大黄通利大便,导热下行,为佐。三药相配,使湿热之邪从二便排泄,湿去热除。郁金疏肝利胆,黄连清热燥湿,白术利湿健脾,枳壳行气。

### 三、吴氏治疗母儿血型不合热毒内结证方

处方:黄连解毒汤(《外台秘要》)加知母 10 g　元参 10 g　白芍 10 g　茵陈 10 g

主治:母儿血型不合热毒内结证。

处方新解:本证多由火毒充斥三焦所致。治疗以泻火解毒为主。方中黄连清泻心火,兼泻中焦之火,为君药;黄芩泻上焦之火,为臣药。黄柏泻下焦之火;栀子泻三焦之火,导热下行,引邪热从小便而出。二者为佐药。知母、元参、白芍滋阴泻热;茵陈清热利湿。诸药合用,清解热毒而不伤阴。

### 四、吴氏治疗母儿血型不合瘀热互结证方

处方:丹栀逍遥散(《内科摘要》)加元参 10 g　知母 10 g　旱莲草 10 g

主治:母儿血型不合瘀热互结证。

处方新解:本方证是由于孕母平素情志抑郁,气机不畅,肝气犯脾,水湿内生,肝郁日久化热,湿热久蕴不去,化为湿毒,导致孕母气血郁阻,日久成瘀,瘀热内犯于胎而发病。治宜清热化瘀理气止痛。逍遥散理气运脾,疏解郁热;丹皮、栀子凉血化瘀,瘀去热清,脾运得健,气血流畅,冲任得固。加元参、知母以清热滋阴通便,旱莲草以柔肝敛阴,凉血止血。

### 五、吴氏治疗母儿血型不合寒湿内阻证方

处方:茵陈五苓散(《金匮要略》)加生姜皮 10 g　陈皮 10 g 大腹皮 15 g　党参 15 g

　　主治:母儿血型不合寒湿内阻证。

　　处方新解:方中茯苓、猪苓甘淡,入肺而通膀胱,为君;泽泻干咸,入肾与膀胱,利水渗湿,为臣;佐以白术健脾燥湿;使以桂枝外解太阳表邪,内助膀胱气化。配合成方,既能健脾祛湿,又能化气利水。茵陈利湿退黄。加生姜皮温阳化饮,陈皮燥湿健脾,大腹皮下气行水,党参补气健脾。诸药合用,脾健则寒湿去。

# 第四章　妊娠合并症

## 第一节　妊娠肝内胆汁淤积症

### 一、吴氏治疗妊娠肝内胆汁淤积血虚内热证方

处方:消风散(《外科正宗》)加丹皮 10 g　赤芍 10 g　何首乌 10 g　柴胡 10 g　金钱草 10 g　茵陈 10 g

主治:妊娠肝内胆汁淤积血虚内热证。

处方新解:本方证由素体阴虚,孕后阴血聚而养胎,阴血愈亏不能濡养肌肤而致病。方中荆芥、防风、蝉蜕、牛蒡子疏风透表,配苍术祛风除湿,苦参清热燥湿,知母泻火;配当归、生地、胡麻养血活血,滋阴润燥;木通淡渗利下;甘草清热解毒,调和诸药。加丹皮、赤芍加强活血之效,从而达到"瘀血去而新血生"之效;何首乌滋阴泻火;柴胡、金钱草、茵陈清热利湿退黄。诸药合用,共奏滋阴清热、养血活血之功。

### 二、吴氏治疗妊娠肝内胆汁淤积湿热内蕴证方

处方:丹栀逍遥散(《内科摘要》)加蝉蜕 10 g　荆芥 10 g　苦参 10 g　金钱草 10 g　茵陈 10 g

主治:妊娠肝内胆汁淤积湿热内蕴证。

处方新解:本方证由素体阳热偏盛,孕后饮食不节,内生湿热而致病。方中丹皮、栀子清热利湿退黄;柴胡、薄荷疏肝理气;当归、白芍养血活血;白术、茯苓、甘草健脾和中;加蝉蜕、荆芥疏风透

表,苦参清热燥湿,金钱草、茵陈清热利湿、退黄。诸药合用,共达清热利湿、疏肝理气之效。

# 第二节　妊娠合并风疹

## 一、吴氏治疗妊娠合并风疹邪郁肺卫证方

处方:桑菊饮加板蓝根 10 g　大青叶 10 g　金银花 10 g

主治:妊娠合并风疹邪郁肺卫证。

处方新解:本方证由素体体虚,孕后阴血养胎,阴分必亏,外邪乘虚而入而致病。方中桑叶、菊花、薄荷、连翘疏风清热,宣肺止咳;前胡、牛蒡子、桔梗、贝母、枇杷叶、杏仁清肃肺气,化痰止咳。加板蓝根、大青叶、金银花清热解毒。全方共奏疏风清热、宣肺止咳之功。

## 二、吴氏治疗妊娠合并风疹邪热炽盛证方

处方:防风通圣散(《宣明论方》)加黄柏 10 g　金银花 15 g
白茅根 10 g

主治:妊娠合并风疹邪热炽盛证。

处方新解:本方证由素体阳盛,血分蕴热,孕后阴血养胎,阴分必亏,外邪乘虚而入与血热相合而致病。方中防风、荆芥、薄荷、麻黄轻浮升散,解表散寒,使风热从汗出而散之于上;大黄、芒硝破结通幽,栀子、滑石降火利水,使风热从便出而泄之于下。风淫于内,肺胃受邪,桔梗、石膏清肺泻胃。风之为患,肝木受之,川芎、当归、芍药和血补肝。黄芩清中上之火,连翘散结血凝,甘草缓峻而和中,白术健脾而燥温,加黄柏、金银花、白茅根清热解毒。诸药合用,共奏发汗达表、疏风退热之功。

# 第三节　妊娠合并流行性感冒

## 一、吴氏治疗妊娠合并流行性感冒轻型证方

处方:银翘散(《温病条辨》)加板蓝根 10 g

主治:妊娠合并流行性感冒轻型证。

处方新解:本方证由孕时感受时邪而致病。方中金银花、连翘清热解毒、辛凉透表;辅以薄荷、荆芥、淡豆豉以辛散表邪、透热外出;竹叶清热除烦,芦根清热生津止渴,协助银、翘清热透表;桔梗、牛蒡子、甘草合用,以宣肺祛痰、清利咽喉。加板蓝根清热解毒。诸药合用既能透表,又能解毒。

## 二、吴氏治疗妊娠合并流行性感冒单纯型证方

处方:白虎汤(《伤寒论》)加大青叶 15 g　桂枝 10 g　黄芩 10 g　柴胡 10 g　前胡 10 g

主治:妊娠合并流行性感冒单纯型证。

处方新解:本方证由孕时邪犯阳明而致病。方中石膏辛甘大寒,入肺胃二经,功善清解,透热出表,以除阳明气分之热;知母苦寒质润,一助石膏清肺胃热,一滋阴润燥。佐以粳米、炙甘草益胃生津。加大青叶、黄芩清热解毒,桂枝、柴胡、前胡解表透邪。诸药合用,共奏解表退热生津之功。

## 三、吴氏治疗妊娠合并流行性感冒肺炎型证方

处方:普济消毒饮(《东垣经效方》)加板蓝根 15 g　大青叶 10 g　鱼腥草 10 g

主治:妊娠合并流行性感冒肺炎型证。

处方新解:本方证由素体阳热偏盛,孕时感受时邪,两相合而

致病。方中黄连、黄芩清热泻火,祛上焦头面热毒;牛蒡子、连翘、薄荷、僵蚕辛凉疏散头面;玄参、马勃清热解毒;甘草、桔梗清利咽喉;陈皮理气散邪;升麻、柴胡疏散风热,引药上行。加板蓝根、大青叶、鱼腥草加强清热解毒之功。诸药合用,共奏清热解毒、疏风散邪之功。

### 四、吴氏治疗妊娠合并流行性感冒中毒型证方

处方:清瘟败毒散(《疫疹一得》)加蒲公英 10 g　败酱草 10 g 金银花 10 g　鱼腥草 10 g

主治:妊娠合并流行性感冒中毒型证。

处方新解:本方证由素体阳热偏盛,孕时感受时邪,两相合,毒热偏盛而致病。方中重用生石膏直清胃热。胃是水谷之海,十二经的气血皆禀于胃,所以胃热清则十二经之火自消。石膏配知母、甘草,有清热保津之功,加以连翘、竹叶,轻清宣透,清透气分表里之热毒;再加黄芩、黄连、栀子通泄三焦。加蒲公英、败酱草、金银花、鱼腥草加强清热解毒之功。诸药合用,共奏清热解毒、凉血泻火之功。

## 第四节　妊娠合并糖尿病

### 一、妊娠合并糖尿病阴虚热盛证方

处方:增液汤合白虎汤(《温病条辨》)加山茱萸 10 g　石决明 20 g(先煎)　钩藤 10 g　鳖甲 10 g　何首乌 10 g

主治:妊娠合并糖尿病阴虚热盛证。

处方新解:本方证由素体阴虚,孕后阴血聚而养胎,阴血愈亏而致病。方中重用玄参,滋阴润燥,壮水制火;生地、知母清热养阴,壮水生津,以增玄参滋阴润燥之力;麦冬滋养肺胃阴津以润肠

燥;石膏辛甘大寒,功善清解,透热出表;粳米、炙甘草益胃生津。加山茱萸、石决明、钩藤、鳖甲、何首乌增强滋阴之力。诸药合用,共奏滋阴清热润燥之功。

### 二、妊娠合并糖尿病气阴两虚证方

处方:生脉散(《内外伤辨惑论》)加苏叶10 g　陈皮10 g　竹茹10 g　黄连10 g　番石榴叶15 g

主治:妊娠合并糖尿病气阴两虚证。

处方新解:本方证由素体阴虚,孕后阴血聚而养胎,阴血愈亏,气随血脱而致病。方中人参益元气,补肺气,生津液;麦门冬甘寒养阴清热,润肺生津;五味子酸温,敛肺止汗,生津止渴。三药合用,一补一润一敛,益气养阴,生津止渴,敛阴止汗。加苏叶、陈皮健脾益胃,竹茹、黄连、番石榴叶清热敛阴。诸药合用,共奏养阴益气生津之功。

### 三、妊娠合并糖尿病阴阳两虚证方

处方:右归饮(《景岳全书》)加桑螵蛸10 g　益智仁10 g　砂仁10 g　生姜10 g　半夏10 g　番石榴叶15 g

主治:妊娠合并糖尿病阴阳两虚证。

处方新解:本方证由素体阴虚,孕后阴血聚而养胎,阴血愈亏,阴损及阳而致病。方中附子、肉桂温补肾阳以煦暖全身,但纯用热药势必伤阴,故取六味丸中之山药、萸肉、熟地以滋阴,使阳有所附;枸杞补肝肾,杜仲益肾强腰脊,炙甘草补中和肾,合成甘温壮阳之剂。加桑螵蛸、益智仁补肾助阳,砂仁、生姜、半夏健脾和胃,番石榴叶清热敛阴。诸药合用以达阴阳双补之功。

# 第五节　妊娠合并肾小球肾炎

## 一、吴氏治疗妊娠合并肾小球肾炎风邪侵袭证方

处方:越婢汤(《金匮要略》)加金银花10 g　黄芩10 g　连翘10 g　板蓝根10 g　芦根10 g　茯苓10 g　绿豆15 g

主治:妊娠合并肾小球肾炎风邪侵袭证。

处方新解:本方证由孕时感受风邪而致病。方中麻黄发汗解表,宣肺行水;生姜、大枣则增强发越水气之功,不仅使风邪水气从汗而解,尤可借宣肺通调水道之力,使水邪从小便而去。因肺胃有热,故加石膏以清其热。甘草调和药性,与大枣相伍,则和脾胃而运化水湿之邪。加金银花、黄芩、连翘、板蓝根、芦根、绿豆清热解毒,加茯苓增强健脾、淡渗水湿之功。诸药合用,共达发越水气、清泻里热之功。

## 二、吴氏治疗妊娠合并肾小球肾炎湿毒蕴盛证方

处方:麻黄连翘赤小豆汤(《伤寒论》)加小蓟10 g　藕节15 g　黄芩10 g　白芍10 g　金银花10 g　板蓝根10 g

主治:妊娠合并肾小球肾炎湿毒蕴盛证。

处方新解:本方证由孕时感受湿毒之邪而致病。方中麻黄、杏仁、生姜辛温宣发,解表散邪;连翘、桑白皮、赤小豆苦寒,清热解毒;甘草、大枣甘平和中。加小蓟、藕节、白芍清热凉血敛阴,黄芩、金银花、板蓝根清热解毒。诸药合用,共奏解表散邪、解热祛湿之效。

## 三、吴氏治疗妊娠合并肾小球肾炎水湿侵渍证方

处方:五皮饮(《华氏中藏经》)加猪苓10 g　泽泻10 g　桂枝

10 g 白术 10 g 玉米须 10 g

主治:妊娠合并肾小球肾炎水湿侵渍证。

处方新解:本方证由孕时感受水湿之邪而致病。方中陈皮理气健脾,茯苓皮健脾渗湿,二味相伍,使气行脾健,水湿自化;桑白皮肃降肺气,使水道通调;大腹皮消胀化湿;生姜皮辛散水气。加桂枝助桑白皮宣肺通调水道,猪苓、泽泻、白术、玉米须健脾淡渗利湿,诸药合用,共成健脾化湿、理气消肿之剂。

### 四、吴氏治疗妊娠合并肾小球肾炎脾肾阳虚证方

处方:真武汤(《伤寒论》)加杜仲 10 g 续断 10 g 菟丝子 10 g 柏子仁 10 g 远志 10 g

主治:妊娠合并肾小球肾炎脾肾阳虚证。

处方新解:本方证由素体脾虚,孕时饮食不节,脾胃受损,水湿内生而致病。方中附子温肾助阳,以化气行水,兼暖脾土,以温运水湿;茯苓利水渗湿,使水邪从小便去;白术健脾燥湿。佐以生姜之温散,既助附子温阳散寒,又合茯苓、白术宣散水湿;白芍敛阴润燥。加杜仲、续断、菟丝子补肾助阳,柏子仁、远志祛痰化湿。诸药合用,共成补肾助阳、健脾祛湿之剂。

### 五、吴氏治疗妊娠合并肾小球肾炎阴虚肝旺证方

处方:杞菊地黄丸(《医级》)加龟甲 20 g(先煎) 石决明 20 g(先煎) 钩藤 10 g 天麻 10 g 赤小豆 15 g

主治:妊娠合并肾小球肾炎阴虚肝旺证。

处方新解:本方证由素体阴虚,孕后阴血聚而养胎,阴血愈亏,肝气偏旺而致病。方中枸杞子补肾益精,养肝明目;菊花善清利头目,宣散肝经之热;熟地滋阴补肾,填精益髓;山茱萸温补肝肾,收敛精气;山药健脾益阴,兼能固精,又用泽泻清泻肾火,以防熟地之滋腻;以丹皮清泻肝火,并制山茱萸之温涩;茯苓淡渗脾湿,使山药

补而不滞。加龟甲、石决明、钩藤、天麻滋阴潜阳,赤小豆利水消肿。诸药配伍,共同发挥滋阴、平肝、明目的作用。

# 第六节 妊娠合并贫血

## 一、吴氏治疗妊娠合并贫血血虚证方

处方:当归 10 g　白芍 10 g　白术 10 g　黄芩 10 g　枸杞 10 g　大枣 5 枚　柏子仁 10 g　莲子 10 g　合欢皮 10 g

主治:妊娠合并贫血血虚证。

处方新解:本方证由素体肝血不足,肝藏血,孕后肝血养胎,肝血不足,母胎失养而致病。方中当归、白芍补血养血,白术、枸杞、大枣甘温补脾益气,配黄芩、莲子、柏子仁养心血安心神清心热;合欢皮疏肝理气,防大量益气补血药滋腻碍胃,使血得补而不滞。诸药合用,共达健脾益气、清心养血之功。

## 二、吴氏治疗妊娠合并贫血气虚证方

处方:圣愈汤(《兰室秘藏》)加大腹皮 10 g　冬葵子 10 g　车前子 10 g

主治:妊娠合并贫血气虚证。

处方新解:本方证由素体脾胃虚弱,孕后饮食失节,损伤脾胃而致病。方中人参、黄芪补气,当归身、熟地黄、白芍、川芎补血滋阴。加大腹皮、冬葵子、车前子健脾渗湿。诸药合用,共奏补气、健脾、养血之功。

## 三、吴氏治疗妊娠合并贫血气血两虚证方

处方:归脾汤(《济生方》)加阿胶 15 g　仙鹤草 10 g　升麻 10 g

主治:妊娠合并贫血气血两虚证。

处方新解:本方证由素体脾胃虚弱,或孕后劳倦思虑过度或饮食失节,损伤脾胃,气血不足而致病。方中人参、黄芪、白术、甘草甘温,补脾益气以生血,使气旺而血生;当归、龙眼肉甘温,补血养心,使血旺则气有所附;茯苓(多用茯神)、酸枣仁、远志宁心安神;木香辛香而散,理气醒脾,与大量益气健脾药配伍,复中焦运化之功,又能防大量益气补血药滋腻碍胃,使补而不滞,滋而不腻;用法中姜、枣调和脾胃,以资化源。加阿胶加强补血之效,仙鹤草收敛止血,升麻益气升阳。诸药合用,共达气血双补之功。

# 第七节　妊娠合并血小板减少

## 一、吴氏治疗妊娠合并血小板减少血热妄行证方

处方:水牛角 30 g(先煎)　生石膏 15 g　龙胆草 10 g　紫草 10 g　生地黄 10 g　黄连 10 g　金银花 10 g　水煎冲服紫雪丹

主治:妊娠合并血小板减少血热妄行证。

处方新解:本方证由素体阳盛,孕后阴血聚而养胎,阴血愈亏,与阳热合而为病。方中水牛角、紫草、生地、黄连清热凉血;生石膏辛甘大寒,功善清解,透热出表;配合金银花增强清热之功,加龙胆草清肝泻热,紫雪丹清热解毒,开窍定惊。诸药冲服紫雪丹以达清热凉血、清心定惊之功。

## 二、吴氏治疗妊娠合并血小板减少阴虚火旺证方

处方:茜草根 10 g　紫草根 10 g　仙鹤草 10 g　侧柏叶 10 g　黄芩 10 g　青蒿 10 g　元参 10 g　地骨皮 10 g　阿胶 10 g　甘草 5 g　红皮花生 20 g

主治:妊娠合并血小板减少阴虚火旺证。

处方新解:本方证由素体阳热偏盛,孕后阴血聚而养胎,阴血愈亏,与阳热合而为病。方中茜草根、紫草根、仙鹤草、黄芩、侧柏叶清热凉血,收敛止血;青蒿、元参、地骨皮清虚热;阿胶、红皮花生补阴血;甘草调和诸药。诸药合用,共达清热凉血、养血止血之功。

# 第八节 孕痈

## 一、吴氏治疗孕痈气血瘀滞证方

处方:大黄牡丹汤(《金匮要略》)加金银花 10 g　连翘 10 g 蒲公英 10 g　白花蛇舌草 15 g　白芷 10 g　枳壳 10 g

主治:孕痈气血瘀滞证。

处方新解:本方证由素体脾胃虚弱,孕后饮食失节,损及脾胃气血而致病。方中大黄泻火逐瘀,通便解毒;丹皮凉血清热,活血散瘀,二者合用,共泻肠腑瘀结。芒硝软坚散结,协大黄荡涤实热,促其速下;桃仁性善破血,助大黄通瘀滞。冬瓜仁清热利湿,导肠腑垢浊,排脓消痈。加金银花、连翘、蒲公英、白花蛇舌草、白芷增强清热解毒、消痈排脓之效,枳壳行气消积以止痛。诸药合用,共奏泻热破瘀、消瘀排脓之功。

## 二、吴氏治疗孕痈湿热内蕴证方

处方:大黄 10 g　牡丹 10 g　乳香 10 g　没药 10 g　紫花地丁 10 g　连翘 10 g　金银花 10 g　延胡索 10 g　冬瓜仁 10 g　桃仁 10 g　白花蛇舌草 10 g　蒲公英 10 g

主治:孕痈湿热内蕴证。

处方新解:本方证由素体脾胃虚弱,孕后饮食失节,损及脾胃,湿热内生而致病。方中大黄泻火逐瘀,通便解毒;丹皮凉血清热,活血散瘀,二者合用,共泻肠腑湿热瘀结;桃仁性善破血,助大黄通瘀滞。冬瓜仁清热利湿,导肠腑垢浊,排脓消痈;紫花地丁、金银花、连翘、白花蛇舌草、蒲公英清热解毒,消痈排脓;配合延胡索、乳香、没药行气止痛。本方泻热与逐瘀并用,使结瘀湿热速下,痛随利减,痈肿得消,诸症自愈。

### 三、吴氏治疗孕痈毒热炽盛证方

处方:增液承气汤(《温病条辨》)加蒲公英 10 g　木香 10 g 川楝 10 g　冬瓜仁 10 g　川厚朴 10 g

主治:孕痈毒热炽盛证。

处方新解:本方证由素体脾胃虚弱,阳热偏盛,孕后饮食失节,损及脾胃,与阳热合而为病。方中重用玄参,滋阴泻热通便,麦冬、生地滋阴生津,诸药即增液汤,功能滋阴清热,增液通便。大黄、芒硝泻热通便,软坚润燥,加蒲公英、冬瓜仁清热解毒,消痈排脓;木香、川楝、厚朴行气止痛。诸药合用,共奏清热解毒、消痈排脓之功。

# 第九节　妊娠合并甲状腺功能亢进

### 一、吴氏治疗妊娠合并甲状腺功能亢进肝气郁结、肝火亢盛证方

处方:栀子清肝汤(《外科正宗》)加龙胆草 10 g　泽泻 10 g 钩藤 10 g　生牡蛎 30 g(先煎)

主治:妊娠合并甲状腺功能亢进肝气郁结、肝火亢盛证。

处方新解:本方证由素体忧郁,孕后复见情志失调而致病。方中柴胡、山栀疏肝解郁,泻火除烦;黄芩、黄连、牛蒡子清热泻火;菖蒲清心开窍;丹皮清热凉血;甘草调和诸药。加龙胆草、泽泻、钩藤清泻肝火,生牡蛎益阴潜阳,软坚散结。诸药合用,共达疏肝解郁、

清热平肝之效。

## 二、吴氏治疗妊娠合并甲状腺功能亢进阴虚胃热证方

处方:白虎加人参汤(《伤寒论》)加白芍 10 g 夏枯草 10 g 麦冬 10 g 山慈姑 10 g

主治:妊娠合并甲状腺功能亢进阴虚胃热证。

处方新解:本方证由素体脾胃虚弱,孕后阴血下聚养胎,阴血愈亏,复见饮食失节,损及脾胃,两相合而为病。方中人参益气生津,石膏辛甘大寒,入肺胃二经,功善清解,透热出;知母苦寒质润,一助石膏清肺胃热,一滋阴润燥。佐以粳米、炙甘草益胃生津。加白芍、麦冬养血敛阴,夏枯草、山慈姑清热解毒,软坚散结。诸药合用,共奏滋阴清热、益胃养阴之效。

## 三、吴氏治疗妊娠合并甲状腺功能亢进气阴两虚证方

处方:生脉散(《内外伤辨惑论》)加夏枯草 10 g 乌梅 10 g 刺蒺藜 10 g 生牡蛎 30 g(先煎) 沙参 10 g 麦冬 10 g 五味子 10 g

主治:妊娠合并甲状腺功能亢进气阴两虚证。

处方新解:本方证由素体忧郁,孕后阴血下聚养胎,阴血愈亏,气随血脱而为病。方中人参甘温,益气生津;麦冬甘寒,养阴清热,润肺生津。人参、麦冬合用,则益气养阴之功益彰。五味子酸温,敛肺止汗,生津止渴;加乌梅、沙参滋阴生津,夏枯草、刺蒺藜、生牡蛎清热软坚散结。诸药合用,共奏益气养阴、敛阴生津之效。

## 四、吴氏治疗妊娠合并甲状腺功能亢进气阴两虚肝肾阴虚、肝风内动证方

处方:杞菊地黄汤(《医级》)加龟甲 30 g(先煎) 生龙骨 30 g (先煎) 天麻 10 g

主治：妊娠合并甲状腺功能亢进气阴两虚肝肾阴虚、肝风内动证。

处方新解：本方证由素体肝肾不足，孕后肝血下聚养胎，肝肾不能滋养，母胎受损而致病。方中枸杞子补肾益精，养肝明目；菊花善清利头目，宣散肝经之热；熟地滋阴补肾，填精益髓；山茱萸温补肝肾，收敛精气；山药健脾益阴，兼能固精；又用泽泻清泻肾火，以防熟地的滋腻；以丹皮清泻肝火，并制山茱萸的温涩；茯苓淡渗脾湿，使山药补而不滞；加龟板、生龙骨、天麻平肝潜阳，软坚散结。诸药合用，共达补肝肾、益阴血、平肝风之功。

# 第五章　产时病

## 第一节　难产

### 一、吴氏治疗难产气血虚弱证方

处方:送子丹(《傅青主女科》)加紫河车 15 g　高丽参 15 g

主治:难产气血虚弱证。

处方新解:本方证因气血虚弱,且又用力过早,冲任不足,故使阵痛微弱,努责无力;胞宫无力运胎,故使宫缩不强,产程过长;气血两虚,不能上荣,故面色苍白;气虚中阳不振,则神倦乏力,气短;血虚心失所养,则心悸。舌淡,苔薄,脉虚大或细弱,为气血虚弱之征。治宜补气养血,润胎催产。方中生黄芪补益中气,气足以推送胞胎;熟地、麦冬、当归、川芎养血益阴,血旺以润泽胞胎。血旺则气得所养,气足则血得所依,气血俱旺,以收润胎催产之效。更加紫河车以补肾益精,养血益气;高丽参大补元气,滋补强壮。共奏补气养血、润胎催产之效。

### 二、吴氏治疗难产气滞血瘀证方

处方:催生饮(《济生纲目》)加益母草 10 g　白芍 10 g　紫苏梗 10 g　紫河车 15 g

主治:难产气滞血瘀证。

处方新解:本方证因气机不利,冲任失畅,瘀滞胞宫,故使产时腰腹持续胀痛,疼痛剧烈;胞宫瘀滞,故宫缩虽强,但无规律、无推力,久产不下;素多忧郁,气机不利,故使精神紧张,烦躁不安,胸闷脘胀;气机逆乱,升降失调,则时欲呕恶。面色紫暗,舌暗红,苔薄白,脉弦大或至数不匀,为气机逆乱、气滞血瘀之征。治宜行气化瘀,滑胎催产。方中当归、川芎、益母草活血化瘀;大腹皮、枳壳行气下胎;白芷芳香透窍;白芍养血敛阴,柔肝止痛,平抑肝阳;紫苏梗宽胸利膈,顺气安胎;紫河车补肾益精,养血益气。诸药合用,共凑行气活血、化瘀催产之功。

# 第二节　胎衣不下

## 一、吴氏治疗胎衣不下气虚证方

处方:加参生化汤(《傅青主女科》)加黄芪15 g　麦冬15 g五味子12 g　牛膝15 g　枳壳10 g

主治:胎衣不下气虚证。

处方新解:本方证是产妇素体虚弱,产后中气更虚,无力运胞外出,故胎衣不下;气虚下陷,故小腹坠胀;气虚胞宫缩复无力,故小腹有块,按之不硬;气虚不能摄血,故阴道流血量多;血失气化,故色淡;气虚运血无力,而有血块;气虚中阳不振,故神倦乏力,气短;清阳不升,则头晕,面色㿠白;气虚失血过多,故眼花心悸。舌淡,苔薄,脉缓弱,为气虚之征。治宜补气养血,理气下胞。方中人参、白术大补元气以摄血下胞;当归、川芎、香附养血活血,理气下胞。人参、黄芪,使气旺则邪易去而血易行,胎衣可下;牛膝活血化瘀下胞;麦冬养阴生津,润肺清心;五味子收敛固涩,益气生津,补肾宁心;枳壳行气以助活血而止痛。全方有补气养血、理气下胞之效。

### 二、吴氏治疗胎衣不下血瘀证方

处方:黑仲散(《太平惠民和剂局方》)加牛膝 10 g　丹皮 10 g
金银花 10 g　山栀 10 g　莪术 10 g

主治:胎衣不下血瘀证。

处方新解:本方证是瘀血阻滞,故使胞衣不下;瘀血内停,故小
腹疼痛,有包块,拒按;瘀血内停,血不归经,则阴道出血量多,色暗
有块;血块下后瘀滞稍通,故使痛减;舌紫暗,或有瘀斑紫点,脉弦
涩有力,为血瘀之征。治宜活血祛瘀。方中黑豆、蒲黄活血祛瘀,
专下恶露、胞衣;熟地黄、当归、芍药补血和阴,主养冲任;肉桂、干
姜辛热善行,温散瘀滞;牛膝活血化瘀下胞;丹皮清热凉血,活血祛
瘀;金银花清热解毒,凉血;山栀凉血解毒;莪术破血行气,消积止
痛。更以甘草缓中益气,调和诸药,童便以散瘀逆,黄酒引药入血
行血。诸药合用,共奏活血祛瘀之效。

### 三、吴氏治疗胎衣不下气虚血瘀证方

处方:桃红四物汤加牛膝 15 g　蒲黄 10 g(布包)　川芎 5 g
苏木 10 g　五灵脂 10 g　香附 10 g

主治:胎衣不下气虚血瘀证。

处方新解:本方证是素体虚弱,或产时流血过多,气随血下,或
产时用力过多,以致气虚血弱,排出无力,或产时受惊,或分娩之
时,血渗胞中,瘀血凝滞,发而为病。治宜以祛瘀为核心,辅以养
血、行气。方中以强劲的破血之品桃仁、红花为主,力主活血化瘀;
以甘温之熟地、当归滋阴补肝,养血调经;芍药养血和营,以增补血
之力;川芎活血行气,调畅气血,以助活血之功;五灵脂、蒲黄相须
合用,活血祛瘀,通利血脉,而止瘀痛;苏木、香附入肝经气分,芳香
辛行,理气调经。全方配伍使瘀血祛、新血生、气机畅,化瘀生新。

# 第六章　产后病

## 第一节　产后血崩

### 一、吴氏治疗产后血崩血虚气脱证方

处方:独参汤(《景岳全书》)加附子 10 g　姜炭 10 g

主治:产后血崩血虚气脱证。

处方新解:本方证是因产气虚,冲任不固,统摄无权,故令阴道大量出血,血色鲜红;因无瘀滞,故无腹痛;气虚不摄,营血下脱,清窍失养,故头晕目眩;血脱不能上奉于心,心失所养,则心悸怔忡;气虚下陷,故气短懒言;气虚,腠理不密,卫气不固,则肢冷汗出;气虚血少,不能上荣于面,故面色苍白。舌淡,脉虚数,为气虚血脱之征。治宜补气固冲,摄血止崩。凡大脱血后,急用独参汤。方中重用一味人参,大补元气,所谓"有形之血不能速生,无形之气所当急固";附子回阳救逆,补火助阳。二者同用,可治亡阳兼气脱者。再加姜炭回阳通脉,温经止血。共奏补气固冲、摄血止崩之功。

### 二、吴氏治疗产后血崩血瘀气闭证方

处方:加参生化汤(《傅青主女科》)加黄芪 15 g　党参 15 g
白术 10 g　败酱草 10 g　延胡索 10 g　益母草 10 g

主治:产后血崩血瘀气闭证。

处方新解:本方证是瘀血内阻,新血难安,血不归经而妄行,故阴道大量下血,夹有血块;瘀血留滞,胞脉阻痹,不通则痛,故小腹

疼痛,拒按;血块下后,胞脉瘀阻稍缓,则腹痛减轻。舌淡暗,有瘀点瘀斑,脉沉涩,为血瘀气闭之征。方中人参、白术大补元气以摄血;当归、川芎、香附、延胡索养血活血,理气;人参、黄芪,使气旺则邪易去而血易行;党参既能补气,又能补血,配伍黄芪、白术、当归等品,以增强其补气补血效果;益母草苦泄辛散,主入血分,善活血调经,祛瘀通经。

# 第二节 产后血晕

## 一、吴氏治疗产后血晕血虚气脱证方

处方:补气解晕汤(《傅青主女科》)加龙骨 15 g(先煎) 牡蛎 15 g(先煎) 石橄榄 15 g 天麻 10 g

主治:产后血晕血虚气脱证。

处方新解:本方证是血去过多,心失所养,神明不守,则令昏晕,心悸愦闷,或昏不知人;阴血暴脱,不能上荣于目,则瞑冒眼闭;气随血脱,脾阳衰微,故面色苍白,口开,手撒肢冷;营阴暴虚,孤阳外泄,则冷汗淋漓。舌淡,苔少,脉微欲绝或浮大而虚,为血虚气脱之征。治宜益气固脱。此乃解晕之圣药,用人参、黄芪补气,使气壮而生血也;用当归以补血,使血旺而养气也。气血两旺,而心自定矣。用荆芥炭引血归经,用姜炭以行瘀引阳,瘀血去而正血归,不必解晕而晕自解矣。一方之中,药只五味,而其奏功之奇而大如此,其神矣乎。龙骨入肝经,质重沉降,有较强的平肝潜阳作用;牡蛎咸寒质重,入肝经,有平肝潜阳、益阴之功,与龙骨同用,用治水不涵木,阴虚阳亢,头目眩晕。再加石橄榄养阴,清肺,利湿,消瘀,治眩晕。最后加天麻既熄肝风,又平肝阳,为治眩晕、头痛之要药。

## 二、吴氏治疗产后血晕瘀阻气闭证方

**处方:**加味生化汤(《傅青主女科》)加半夏 10 g　胆南星 10 g　益母草 10 g

**主治:**产后血晕瘀阻气闭证。

**处方新解:**本方证是新产感寒,内袭胞中,余血浊液遇寒则凝滞,停蓄于内不得下出,故恶露不下,或下也甚少;瘀血内阻,故小腹疼痛拒按;败血停留,气机不畅,逆上攻心、攻肺、攻胃,攻心则扰乱神明,清窍闭塞,以致神昏口噤,不省人事;攻肺则肺失清肃之职,症见心下满闷,气粗喘促;攻胃则胃失和降,而见恶心呕吐。瘀血内停,筋脉失养而拘急,故两手握拳,为闭证之象。面色青紫,唇舌紫暗,脉涩有力,为血瘀之征。治宜活血逐瘀。方中重用当归补血活血,又可祛寒,为君药;川芎活血行气,桃仁活血祛瘀,共为臣药。炮姜温经散寒止痛;黄酒温散以助药力,为佐药。炙甘草既可益气健脾以资化源,又能调和药性,是使药而兼佐药之义。荆芥祛风解表,透疹消疮,止血;半夏可救五绝,并产后血晕甚效;胆南星清热化痰,熄风定惊;益母草活血调经。

# 第三节　恶露不下

## 一、吴氏治疗恶露不下寒凝血瘀证方

**处方:**起枕散(《济阴纲目》)加黄芪 15 g　党参 15 g　白术 10 g　白豆蔻 10 g　砂仁 10 g　香附 10 g　乌药 10 g　川断 10 g　牛膝 10 g

**主治:**恶露不下寒凝血瘀证。

**处方新解:**本方证是恶露不下或所下甚少,色紫暗有块。小腹冷痛拒按,畏寒肢冷,面色青白。舌紫暗,苔白,脉沉紧。素体阳虚,有感受寒邪或摄食生冷史。治宜温经散寒,活血化瘀。方中当归、赤芍、川芎、丹皮、肉桂、延胡索、蒲黄、五灵脂、没药、白芷温经散寒,活血化瘀;更加黄芪、党参以益气补虚;加白术、白豆蔻、砂仁以健脾和胃散寒;加香附、乌药、川断、牛膝以理气止痛,补肾通脉。诸药共奏温经散寒、活血化瘀之效。

### 二、吴氏治疗恶露不下气滞血瘀证方

处方:通瘀煎(《景岳全书》)加益母草 10 g　丹参 10 g　丹皮 10 g　赤芍 10 g

主治:恶露不下气滞血瘀证。

处方新解:本方证是恶露不下或下之甚少,色紫暗有块。小腹及胸胁胀痛,精神抑郁。舌暗有瘀斑,脉弦涩。素体抑郁,或有产时或产后情志内伤史。治宜理气行滞,活血化瘀。方中以当归尾、红花、山楂活血散瘀,乌药、青皮、木香、香附等顺气开郁,泽泻性下行而泻,引气血而下,加丹皮、益母草以清热凉血活血。诸药共奏理气行滞、活血化瘀之效。

### 三、吴氏治疗恶露不下气血虚弱证方

处方:加减八珍汤(《万氏妇人科》)加夜交藤 10 g　枣仁 10 g　木香 10 g　砂仁 10 g　乌药 10 g　艾叶 10 g　五灵脂 10 g　蒲黄 10 g　益母草 10 g

主治:恶露不下气血虚弱证。

处方新解:本方证是恶露不下或下之甚少,色淡红质清稀。小腹绵绵作痛或下坠不适,喜揉按。面色苍白或萎黄,神疲气短。舌淡,脉细弱无力。素体气血不足或有产时失血史。治宜补气养血。本方因具气血双补之功,用于产后气血虚弱型恶露不下,使其气充血足,气血运行,恶露排出。夜交藤、枣仁宁心安神,山药、砂仁、木香健脾醒胃,乌药、艾叶散寒止痛。虚则运血无力,又可使血行迟

滞,腹痛甚者酌加蒲黄、五灵脂、益母草以补中有行。

# 第四节　恶露不绝

## 一、吴氏治疗恶露不绝气虚失摄证方

处方:补中益气汤(《脾胃论》)加阿胶 10 g　乌贼骨 15 g　益母草 10 g　蒲黄 10 g　三七粉 10 g(分冲)　桑寄生 10 g　杜仲 10 g　山萸 10 g　金樱子 13 g

主治:恶露不绝气虚失摄证。

处方新解:本方证是气虚统摄无权,冲任不固,则恶露过期不止,血量较多;血失气化,则色淡,质稀,无臭味;气虚中阳不振,则精神倦怠,四肢无力,气短懒言;中气不足,失于提挈,则小腹空坠;气虚清阳不升,则面色㿠白。舌淡,苔薄白,脉缓弱,为气虚之征。治宜益气摄血。方中重用黄芪补肺气。因肺为气之本,脾为肺之母,辅以人参、甘草、白术健脾燥湿;当归和脉调营、养血;陈皮理气,使补而不滞;用升麻、柴胡升举下陷的阳气。更加阿胶、乌贼骨养血固冲,加益母草、炒蒲黄、三七活血化瘀止血,加桑寄生、杜仲、山萸肉、金樱子补肾强筋。全方共奏补气摄血之效。

## 二、吴氏治疗恶露不绝血瘀证方

处方:生化汤(《傅青主女科》)合失笑散(《太平惠民和剂局方》)加益母草 10 g　党参 15 g　黄芪 15 g　郁金 10 g　川楝子 10 g　香附 10 g　丹皮 10 g　蒲公英 10 g　败酱草 10 g　茜草 10 g

主治:恶露不绝血瘀证。

处方新解:本方证是恶露淋漓涩滞不爽,量时多时少,色紫暗有块,小腹疼痛拒按。舌紫暗或边有瘀点,脉弦涩或沉而有力。有产后感染或七情气郁,或劳倦耗气史。治宜活血化瘀,止血。本方中生化汤原治产后血瘀腹痛者,行中有补,能生又能化。失笑散中五灵脂通利血脉,散瘀止痛,蒲黄止血活血,二药合用,能活血行瘀,散结止痛,故治心腹疼痛诸症。合并二用于瘀血阻滞之恶露不绝,特别生化汤常为产后清除余血浊液的必服药。更加党参、黄芪以补气,加郁金、川楝子、香附解肝郁,加丹皮、败酱草、蒲公英、茜草凉血活血。诸药共奏活血化瘀、止血之功。

### 三、吴氏治疗恶露不绝阴虚血热证方

处方:两地汤(《傅青主女科》)合二至丸(《医方集解》)加生黄芪 15 g  太子参 10 g  阿胶 10 g

主治:恶露不绝阴虚血热证。

处方新解:本方证是恶露量少,色红质稠。两颧潮红,手足心热,口燥咽干。舌红,脉细数。素体阴虚,有因产失血伤津史。治宜滋阴清热,凉血固冲。两地汤原方治月经先期量少由于肾脏火旺水亏者,后人用于阴虚血热之月经先期、经期延长、经间期出血及产后大便难和产后自汗盗汗等阴虚证。二至丸原方用于肝肾不足而致头晕眼花、腰背酸痛、下肢酸软等症,本方取其益肝肾,补阴血。同时加生黄芪、太子参以益气养阴,加入阿胶增强养阴清热凉血作用。诸药共奏滋阴清热、凉血固冲之功。

### 四、吴氏治疗恶露不绝血热证肝郁化热证方

处方:丹栀逍遥散(《女科撮要》)去煨姜加藕节炭 10 g  槐花 10 g  地榆 10 g  茜草 10 g  乌贼骨 15 g  益母草 10 g  玄参 10 g 生地 10 g  麦冬 10 g

主治:恶露不绝血热证肝郁化热证。

处方新解:本方证是恶露量时多时少,色紫红,质稠黏。乳房、胸胁、小腹胀痛,心烦易怒,口苦咽干。舌红,苔薄黄,脉弦数。平

素心情不畅,产后又情志不遂。治宜疏肝解郁、清热固冲。方中柴胡梳理肝气,白芍敛阴柔肝,和当归一起补肝体而助肝用,血和则肝和,血充则肝柔,共为臣药。方中薄荷升散,可透达肝经郁热,生姜辛发散郁结。又配茯苓和白术来补脾,以“见肝之病,知肝传脾,当先实脾”。同时当归养血,栀子泻三焦之火,丹皮清肝胆之火。更加藕节炭、槐花、地榆清肝凉血止血;加茜草、乌贼骨、益母草、三七以化瘀止痛;加玄参、生地、麦冬养阴生津。诸药共奏疏肝解郁、清热固冲之功。

### 五、吴氏治疗恶露不绝血热证湿热蕴结证方

处方:败酱饮(《圣济总录》)加马齿苋 10 g　薏苡仁 10 g　贯众 10 g　茜草根 10 g　乌贼骨 15 g　炒蒲黄 10 g　金银花 10 g　野菊花 10 g　蒲公英 10 g

主治:恶露不绝血热证湿热蕴结证。

处方新解:本方证是恶露量多少不定,色紫红,质稠有块,其味秽臭,腰腹胀痛拒按。倦怠纳呆,口干不欲饮。舌红,苔黄腻,脉濡数或滑数。产时产后用具不洁,或有感受热邪史。治宜清热化湿、凉血祛瘀。方中败酱草、当归、芍药、川芎、竹茹、生地清热化瘀,凉血止血,治疗产后恶露不绝气臭者。原方加入马齿苋、薏苡仁、贯众以加强清热化湿之功;加茜草根、乌贼骨、炒蒲黄以化瘀止痛;加金银花、野菊花、蒲公英以增清热祛瘀之功。诸药共奏清热化湿、凉血祛瘀之功。

# 第五节　产后腹痛

### 一、吴氏治疗产后腹痛血虚证方

处方:肠宁汤(《傅青主女科》)加黄芪 15 g　白术 10 g　升麻

10 g　吴茱萸 10 g　小茴香 10 g　炮姜 10 g　川芎 5 g　延胡索 10 g　赤芍 10 g　郁金 10 g　柴胡 10 g　香附 10 g　火麻仁 10 g　柏子仁 10 g　郁李仁 10 g

主治：产后腹痛血虚证。

处方新解：本方证是产后营血亏虚，胞脉失养，或气随血耗，气虚运血无力，血行迟滞，致令小腹隐隐作痛，喜揉喜按；阴血亏虚，冲任血少，则恶露量少，色淡；血虚，上不荣清窍，则头晕眼花；血少内不荣心，则心悸怔忡；血虚津亏，肠道失于濡润，则大便秘结。舌淡红，苔薄白，脉细弱，为血虚之征。治宜养血益气。方中当归、熟地、阿胶养血滋阴；人参、山药、甘草益气健脾以资化源；续断补肝肾，益精血；麦冬养阴生津；佐以少量肉桂以温通血脉。全方合用，养血益阴，补气生津，血旺则胞脉得以濡养，气旺则率血以行，其痛可除。加黄芪、白术等补脾益气，以升麻、柴胡配伍益气升阳止痛；加炮姜、制香附、吴茱萸等药温中理气止痛；更加火麻仁、柏子仁、郁李仁润肠去燥以治疗产后气血不顺。全方补血益气，血充则胞脉得养，气血流畅，腹痛自除。

## 二、吴氏治疗产后腹痛血寒证方

处方：加减生化汤（《傅青主女科》）加五灵脂 10 g　蒲黄 10 g

主治：产后腹痛血寒证。

处方新解：本方证是产后小腹冷痛，得热痛减，不喜揉按，恶露量少，色紫暗有块；面色青白，四肢不温；舌质暗淡，苔白，脉沉紧。治宜补虚化瘀，散寒止痛。方中重用当归补血活血，又可祛寒，为君药。川芎活血行气，为臣药。黑姜温经散寒止痛，白豆蔻、桂枝温阳止痛。炙甘草既可益气健脾以资化源，又能调和药性，是使药而兼佐药之义。方中五灵脂通利血脉，散瘀止痛，蒲黄止血活血，二药合用，能活血行瘀，散结止痛。各药配合，有补虚化瘀、散寒止痛、和胃止呕之功效，尤以产后腹痛血寒证合并胃失和降者为宜。

### 三、吴氏治疗产后腹痛血瘀证方

处方:生化汤(《傅青主女科》)加小茴香 10 g　吴茱萸 10 g　五灵脂 10 g　蒲黄 10 g　香附 10 g　枳壳 10 g　党参 10 g　黄芪 10 g

主治:产后腹痛血瘀证。

处方新解:本方证是产后血室正开,百脉空虚,风寒乘虚而入,血为寒凝,滞而成瘀,瘀阻冲任,血行不畅,则小腹疼痛拒按,恶露量少,色紫暗,有块;血遇热则行畅,故得热痛减;血块下后,瘀滞暂时减轻,故块下痛缓;寒为阴邪,易伤阳气,故面色青白,形寒肢冷。舌淡暗,脉沉紧或沉弦。为产后瘀血内阻之征。治宜温经活血,祛瘀止痛。方中当归、川芎补血活血,桃仁化瘀止痛,炙甘草补气缓急止痛,炮姜温经止痛。全方寓攻于补之中,化瘀血,生新血,血行流畅,通则痛止。酌加小茴香、吴茱萸以增温经散寒之功;加黄芪、党参以益气补虚;加香附以疏肝理气,行滞止痛。更配以五灵脂通利血脉,散瘀止痛,蒲黄止血活血,二药合用,能活血行瘀,散结止痛。全方以活血祛瘀为主,以补代攻,攻不伤正,使瘀血去,血流畅,腹痛自除。

### 四、吴氏治疗产后腹痛气滞证方

处方:乌药汤(《兰室秘藏》)加延胡索 10 g　川芎 5 g　柴胡 10 g　郁金 10 g　赤芍 10 g

主治:产后腹痛气滞证。

处方新解:本方证是产后小腹胀痛,胀甚于痛,不喜揉按;恶露量少,淋漓不畅,色紫暗,胸胁或乳房胀痛,精神抑郁,不思饮食。舌苔薄腻,脉弦。治宜行气止痛。方中重用香附疏肝理气,调经止痛,为君药。乌药辛散温通,助香附疏肝解郁,行气止痛;延胡索行气活血,调经止痛,共为臣药。木香行气止痛而消胀,生姜辛散温通,以助行气散寒,均为佐药。加柴胡、郁金疏肝理气,加延胡索、川芎、赤芍行气活血止痛。全方各药配用,有较好的疏肝理气、和血止痛之效。

# 第六节 产褥感染

## 一、吴氏治疗产褥感染瘀热阻胞证方

处方:丹参10 g 牛膝10 g 当归10 g 桃仁10 g 红花10 g 乳香10 g 没药10 g 益母草10 g 鱼腥草10 g 贯众10 g 败酱草10 g

主治:产褥感染瘀热阻胞证。

处方新解:本方证是产后数日乍寒乍热,体温升高至38 ℃以上,恶露不畅持续不下,量少色紫暗有血块,小腹疼痛拒按,口干不欲饮。舌质紫暗,苔白或淡黄,脉弦细或弦涩。新产后胞宫复旧不良,恶露排出不畅,瘀热停滞胞中,阻碍气机,营卫失调而致寒热时作。他证、舌脉亦为瘀血之征。治宜活血化瘀,清热解毒。方中桃仁、红花、丹参、当归尾活血化瘀;乳香止痛;鱼腥草清热解毒;牛膝引血下行以助瘀血排出;益母草收缩子宫,祛瘀生新;贯众收缩子宫,清热解毒;败酱草清热解毒,排脓止痛。全方具有活血祛瘀、促进宫缩、清除瘀热的作用,使瘀血去、气机畅、热毒解、营卫和,则病自安。

## 二、吴氏治疗产褥感染瘀热互结证方

处方:大黄牡丹汤(《金匮要略》)加败酱草10 g 红藤10 g 生苡仁15 g 益母草10 g

主治:产褥感染瘀热互结证。

处方新解:本方证是产后高热恶寒,恶露排出不畅,色暗味臭,腹痛拒按,大便秘结。舌红,苔黄腻,脉弦数。瘀血不排,停滞日久,与热毒互结胞中,则发热恶寒,腹痛,恶露味臭;实热瘀血互结阳明,致大便秘结;舌脉亦为瘀热内结之征。此证型相类于产褥感染急性盆腔炎开始形成的阶段。治宜清热逐瘀,排脓通腑。方中大黄清热解毒,祛瘀通便;丹皮凉血散瘀,为君;芒硝助大黄清热解毒,泻下通便,为臣;桃仁活血化瘀,为佐;冬瓜仁排脓散结,为使。五味合用,共奏泻热逐瘀、散结消痈之功。加红藤、败酱草清热解毒,生苡仁利湿排脓,益母草促进宫缩,排除瘀血。用于此以泻热逐瘀,排脓散结,畅通阳明腑道,有使瘀热脓毒排出之功。

### 三、吴氏治疗产褥感染热在气分证方

处方:五味消毒饮(《医宗金鉴》)合失笑散(《太平惠民和剂局方》)加黄芪 15 g　人参(用西洋参)10 g

主治:产褥感染热在气分证。

处方新解:本方证是持续高热不退,烦渴汗出,大便燥结,小便黄少。恶露臭秽,色如败酱。舌红少津,舌苔黄燥,脉虚大。有产后感染史。邪毒感染不解,向气分传变,气热不消,而致诸症。治宜清热透邪,益气生津。方中五味消毒饮原治脏腑蕴热、火毒结聚之痈疮疔毒。失笑散原治产后腹痛属血瘀证,用于此证乃因五味消毒饮解毒透邪。失笑散活血化瘀,利于恶露排出;更加黄芪、西洋参清热益气生津止渴。全方共奏解毒凉血、透邪排瘀、清气泻热之效。

### 四、吴氏治疗产褥感染热入营血证方

处方:清营汤(《温病条辨》)加败酱草 10 g　紫花地丁 10 g益母草 10 g

主治:产褥感染热入营血证。

处方新解:本方证是产后高热持续不降,心烦汗出,皮肤斑疹

隐隐；恶露或多或少，色暗臭秽；小腹疼痛拒按，大便秘结，小便黄少。舌质红绛，苔黄燥，脉细弦数。邪毒向内传变，热入营血，神明不安，致心烦汗出。邪毒炽热内陷血分，迫血妄出脉络则皮肤斑疹隐隐。感染邪毒不解，毒瘀聚于胞中则恶露臭秽，腹痛拒按。便秘溲黄，舌脉亦为热入营血伤津之征。治宜解毒清营，凉血救阴。方中清营汤是吴鞠通治疗邪入营分证之方，用于此乃用水牛角清热凉血，解毒退热；玄参、生地、麦冬清热凉血，养阴生津；金银花、连翘、竹叶、黄连清心解毒；丹参清热活血散瘀。添败酱草、紫花地丁加强解毒排脓之力，益母草促进宫缩，利于恶露排出。全方意在清营退热，活血散瘀，养阴安神，使血中之热得清，心神得安，引火热毒邪外出。

### 五、吴氏治疗产褥感染热入心包证方

处方：独参汤（《十药神书》）加水牛角 10 g　生石膏 20 g　羚羊角 30 g

主治：产褥感染热入心包证。

处方新解：本方证是高热持续不退，神昏谵语，甚则昏迷，面色苍白，四肢厥冷；恶露或多或少，色紫红臭秽；小腹疼痛。舌质紫绛，脉细微而数。热毒不解逆传心包，心神不宁则谵语昏迷；热毒内陷，热深厥深，则见面白肢冷；舌脉均为热传心包之征。此种证型相当于产褥感染败血症、中毒性休克阶段，病情危急。治宜凉血托毒，回阳救逆。方中独参汤原治体虚欲脱、脉微欲绝之证。独参汤为峻补元气以救暴脱之剂，用于热深厥深四肢不温之证，目的是上助心阳，下补肾阳，中健脾气，挽救暴脱之机。更加水牛角、生石膏、羚羊角以凉血托毒，清热开窍，镇静安神。

# 第七节　产后汗症

## 一、吴氏治疗产后汗症气虚证方

处方:黄芪汤(《济阴纲目》)加五味子10 g　吴茱萸10 g　西洋参10 g

主治:产后汗症气虚证。

处方新解:本方证是产后汗出较多,不能自止,动则益甚。时或恶风,面色㿠白,气短懒言,语声低怯,倦怠乏力。舌质淡,苔薄,脉虚弱。素体气虚,因产耗气。气虚益甚,卫阳不固,腠理疏松,以致阳不敛阴,阴津妄泄而为自汗。动则伤气,故自汗益甚。气血虚弱,复因汗出不止,内伤津液,乳汁生化不足,故可兼见缺乳。舌淡苔白、脉虚弱亦为气虚之象。治宜益气固表,和营止汗。方中黄芪益气固表,为主药;白术健脾扶正,助黄芪以固表止汗;芪、术、苓、草合用,补中焦以资气血生化之源,使脾胃健旺,肌表充实,邪不易侵,津液不易泄为汗,又能使营卫调和。防风疏散风邪,以之佐黄芪,使表固而不致留邪,防风得黄芪之配,祛邪而不伤其正。牡蛎固涩敛汗。本方以玉屏风为主,使卫阳振奋,腠理固密。又因产后失血伤津,故配以健脾益气、滋阴养血之品,并佐以收涩止汗。更加五味子、吴茱萸、西洋参补气血,调阴阳,使阳气收敛,阴液固守,汗出自止。全方有补气固表、滋阴养血、收涩止汗之功。

## 二、吴氏治疗产后汗症阴虚证方

处方:止汗散(《傅青主女科》)加五味子10 g　煅牡蛎30 g(先煎)　山萸肉10 g

主治:产后汗症阴虚证。

处方新解:本方证是产后熟睡后轰然汗出,甚则湿透衣衫,醒来即止;面色潮红,头晕耳鸣,口燥咽干,或五心烦热,腰膝酸软。舌红少苔,脉细数。素体阴虚,复因产时失血伤津,阴血益虚,则阳气偏盛。人熟睡后,阳气潜藏,偏盛之阳内蒸,则迫津外出而为盗汗,故见入睡后涔涔然汗出,甚至湿透衣衫;醒来阳气外卫,充腠理,实皮毛,故汗即止;面色潮红等悉属阴虚内热之象。治宜养阴益气,生津止汗。方中人参、当归、熟地、麻黄根、黄连、浮小麦、大枣益气养阴、生津敛汗。加五味子、山萸肉以补气血,调阴阳,使阳气收敛,阴液固守,汗出自止;再加煅牡蛎以增强固涩止汗之功。全方共奏益气养阴、清热止汗之功。

# 第八节 产后大便难

## 一、吴氏治疗产后大便难血虚津亏证方

处方:四物汤(《太平惠民和剂局方》)加肉苁蓉 15 g 火麻仁 10 g 柏子仁 10 g 蜂蜜 30 g(冲服)

主治:产后大便难血虚津亏证。

处方新解:本方证是产后大便干燥,或数日不解,腹无胀痛,饮食如常,伴面色萎黄,皮肤不润,心悸失眠。舌淡,苔薄白,脉细或虚而涩。产后失血伤津,液少津亏,肠道失于濡润以致便难;证非里实,故饮食如常,腹无胀痛。治宜养血润燥。方中四物汤养血润燥,原治冲任虚损、血虚而滞,为补血调血基本方,此处取其养血润燥,加肉苁蓉、柏子仁、火麻仁以增强滋补阴血、润肠通便之效,合用以奏养血润燥、通便之功。

## 二、吴氏治疗产后大便难气虚失运证方

处方:黄芪汤(《太平惠民和剂局方》)加木香 10 g 枳壳 10 g 升麻 10 g 党参 10 g 郁李仁 10 g

主治:产后大便难气虚失运证。

处方新解:本方证是产后数日不解大便,时有便意,临厕努责乏力,大便不坚,汗出短气,便后疲乏更甚。舌质淡,苔薄白,脉虚缓。素体气虚,因产失血耗气,气虚更甚,则大肠传送无力,大便运行困难,而致产后大便难。兼症、舌脉亦为气虚之征。治宜益气导便,佐以养血润燥。本方原方主治年高老人,大便秘涩,此乃气虚失运证。方中以黄芪补气,陈皮利气,辅以火麻仁、白蜜、郁李仁以润燥,共奏益气导便之功。腹觉胀,酌加木香、枳壳;临厕努责费力,气虚下陷者,加升麻、党参。

### 三、吴氏治疗产后大便难阴虚火燥证方

处方:两地汤(《傅青主女科》)合麻仁丸(《经效产宝》)加玉竹10 g　石斛10 g　瓜蒌仁10 g

主治:产后大便难阴虚火燥证。

处方新解:本方证是产后数日不解大便,解时艰涩,大便坚结,伴颧赤咽干,五心烦热,脘中痞满,腹部胀痛,小便黄赤。舌质红,苔薄黄,脉细数。阴虚之体,产后阴虚更亏,阴虚火盛,阴液复灼,肠道干涩,故产后数日不解大便,或解时艰涩,大便坚结。余症、舌脉皆为阴虚火燥之征。治宜滋阴清热,润肠通便。方中两地汤原治月经先期、量少,火热而水不足者,值此取其滋阴清热,增液润燥;再配火麻仁、杏仁增润肠之效,大黄泻下去实,枳壳破结除满,合方共奏滋阴清热、润肠通便之功。口燥咽干,苔薄黄少津,加玉竹、石斛、瓜蒌仁以生津润燥。

### 四、吴氏治疗产后大便难阳明腑实证方

处方:玉烛散(《玉机微义》)加炒鸡内金10 g　佛手10 g　枳壳10 g　黄芩10 g　栀子10 g　竹叶10 g

主治:产后大便难阳明腑实证。

处方新解:本方证是产后大便坚结,多日不解,身微热,脘腹胀满疼痛,或时有矢气臭秽,口臭或口唇生疮。舌红,苔黄或黄燥,脉弦数。产后本已耗气伤正,复因饮食失节,乃伤肠胃,食热内结,糟粕壅滞,肠道阻塞以致大便艰难。治宜通腑泻热,兼以养血。全方由四物汤合调胃承气汤加减组成,四物养血调血,调胃承气汤缓下热结。方中熟地、当归、白芍、川芎血润燥;大黄、芒硝泻热通便;更加炒鸡内金、佛手、枳壳以消痞除滞、行气消胀;加黄芩、栀子、竹叶以养阴清热。诸药合用以通腑泻热,兼以养血。

# 第九节　产后排尿异常

## 一、吴氏治疗产后排尿异常肺脾气虚证方

处方:春泽汤(《医宗金鉴》)加益智仁 10 g　淮山 15 g　金樱子 15 g　黄芪 15 g　琥珀 10 g　蒲黄 10 g　白茅根 10 g　栀子 10 g　黄柏 10 g

主治:产后排尿异常肺脾气虚证。

处方新解:本方证是产后小便不通,欲解不能,小腹胀急疼痛,或小便频数甚或失禁,倦怠乏力,少气懒言,语音低弱,面色少华。舌质淡,苔薄白,脉缓弱。因素体气虚,又分娩耗气,或产事不顺,失血耗气过多,肺脾气虚,不能通调水道,膀胱气化不及故出现产后小便不通,欲解不能,或膀胱不能约束小便而小便频数甚而失禁。脬中本有尿液潴留不能排除,故小腹胀甚疼痛。气虚中阳不足,故倦怠乏力,少气懒言,语音低弱。产后气虚,血亦不能上荣于面,故面色少华。舌质淡,苔薄白,脉缓弱,皆为气血两虚之征。治宜补气温阳。本方原方用治水蓄膀胱,小便不利,少腹满虚渴者。因产后肺脾气虚致膀胱气化失司,故用人参、白术补益肺脾之气,茯苓、猪苓、泽泻利水渗湿,桂枝温阳化气。诸药合用,能补气温

阳,化气通溺,适用于产后小便不通属肺脾气虚者。加益智仁、金樱子、淮山药以固涩缩泉,加琥珀、蒲黄、益母草以化瘀通淋,加白茅根、栀子、黄柏以清热除湿通淋。

## 二、吴氏治疗产后排尿异常肾阳不足证方

处方:肾气丸(《金匮要略》)去丹皮加桑螵蛸 10 g　覆盆子 10 g　补骨脂 10 g　蒲黄 10 g　琥珀 10 g　白芨 10 g　黄芪 10 g　白术 10 g　升麻 10 g　杜仲 10 g　续断 10 g　巴戟天 10 g　扁豆 15 g

主治:产后排尿异常肾阳不足证。

处方新解:本方证是产后小便不通,小腹胀急疼痛,或小便频数或自遗,尿液清白,面色晦暗,精神疲倦,腰膝酸软,形寒肢冷,大便溏泄。舌质淡,苔白润,脉沉迟。素体肾虚,复为分娩所伤,肾阳不足,不能温煦膀胱,令膀胱气化不及,故产后小便不通。若肾虚膀胱失约,则小便次数增多,甚而自遗。因气虚阳不足,故尿液清白。因肾阳不足,精气亦虚,故面色晦暗,精神疲倦。肾虚腰府筋骨失于荣濡,故腰膝酸软。阳虚生外寒,故形寒肢冷。火不暖土,水湿下注故大便溏泄。舌质淡,苔白润,脉沉迟,皆为肾阳不足之征。治宜补肾温阳,化气行水。本方原方治虚劳腰痛,少腹拘急,小便不利者。因肾阳不足致膀胱气化不及,故用附子、桂枝温肾益火,通阳化气。因肾精不足更无以化生肾阳,故用熟地、山药、山茱萸补肾益精。因水潴膀胱,故用茯苓、泽泻渗利行水。各药配用,能补肾温阳,化气行水,适用于肾阳不足之产后小便不通者。小便频数或自遗,加桑螵蛸、覆盆子、补骨脂以温肾固涩。尿时疼痛,尿中有血丝者,为肾虚夹瘀,加蒲黄、琥珀末、白芨以化瘀止血。小腹下坠,加黄芪、白术、升麻以益气举陷。腰膝疼痛尤甚,为肾虚筋骨失养,加杜仲、续断、巴戟天以补肾强腰膝。食少便溏者,为脾虚失运,加白术、扁豆、莲子肉以健脾化湿。

### 三、吴氏治疗产后排尿异常肾阴亏损证方

处方：化阴煎(《景岳全书》)加通草 5 g　黄芪 10 g　铁皮石斛 10 g

主治：产后排尿异常肾阴亏损证。

处方新解：本方证是产后小便频数，淋漓不爽，尿时刺痛，小便黄热、量少，头晕耳鸣，腰膝酸软，手足心热，大便燥结。舌质红，少苔，脉细数。因素体肾阴不足，产时亡血伤津致阴虚更甚，虚热移于膀胱令州都气化失常，故小便频数。热灼津液，水道不利，故淋漓不爽，尿时刺痛，小便黄热，量少。肾阴不足，髓窍、腰麻、筋骨失养，故头晕耳鸣，腰膝酸软。虚火内生，津伤肠燥，故手足心热，大便燥结。舌质红，少苔，脉细数，皆为阴虚内热之征。治宜滋肾养阴，利尿通淋。本方原方治水亏阴涸、阳火有余之小便癃闭、淋漓疼痛等证。因肾阴亏损，故用生地、熟地、牛膝补肾益阴。因阴虚火旺，故用知母、黄柏滋阴降火。因热移膀胱，尿潴不利，故用猪苓、泽泻、车前子清热通淋，绿豆、龙胆草清热利湿。各药配用，能滋阴泻火，除湿通淋，适用于阴虚兼湿热之产后小便淋痛者。

### 四、吴氏治疗产后排尿异常湿热蕴脬证方

处方：八正散(《太平惠民和剂局方》)加人字草 10 g　黑枸杞 10 g　山萸肉 10 g　铁皮石斛 10 g

主治：产后排尿异常湿热蕴脬证。

处方新解：本方证是产褥期中，突感小便频数而急，淋漓不畅，艰涩刺痛灼热，尿黄赤或混浊。面色垢黄，口干渴不多饮，胸闷食少或恶寒发热，面赤心烦。舌质红，苔黄腻，脉滑数。因产时接生消毒不严，或有产后尿潴留而多次导尿，或外阴伤口愈合不良，或产后忽视阴部卫生而感染湿热之邪，或过食肥甘酿生湿热而流注膀胱，膀胱气化受阻故产褥期中突发排尿异常。因湿浊蕴脬，热灼

津液,欲溺不畅,故小便频急,淋漓刺痛,尿黄赤或混浊。湿热熏蒸于上,故面色垢黄,口干渴不多饮。湿困脾胃,故胸闷食少。正邪相争,营卫失和,故恶寒发热。热邪上扰,故面赤心烦。舌质红,苔黄腻,脉滑数,皆为湿热内盛之征。治宜清热除湿,利尿通淋。湿热蕴聚成淋,故用瞿麦、篇蓄、滑石、木通、车前子以清热除湿,利水通淋。因热盛成毒,故用栀子、大黄泻火解毒,甘草亦能清热解毒,调和诸药。各药配用,能清热解毒,除湿通淋,适用于热甚于湿之产后小便淋痛者。

### 五、吴氏治疗产后排尿异常肝郁气滞证方

处方:木通散(《妇科玉尺》)加篇蓄 10 g　瞿麦 10 g　车前子 10 g　草薢 10 g　茯苓 10 g　益母草 10 g　蒲黄 10 g　牛膝 10 g

主治:产后排尿异常肝郁气滞证。

处方新解:本方证是产后小腹胀急欲便,小便不通,或小便艰涩而痛,余沥不尽。性情抑郁,甚或两胁乳房胀痛不适,烦闷不安,善叹息。舌苔正常,脉弦。因产后伤于情志,或素性抑郁因产失血,肝失血养而疏泄失常致膀胱气化不利,故发生小腹胀急,小便不通,或小便艰涩而痛,徐沥不尽。因肝郁气滞,经气不畅,故情志抑郁,甚或两胁乳房胀痛不适,烦闷不安,善叹息。舌苔正常,脉弦,为肝郁气滞之征。治宜疏肝行气,通调水道。本方原方治产后小便不通。因膀胱尿液潴留而小便不利,故用木通、滑石、冬葵子引水通溺。因膀胱气机阻滞,故用槟榔、枳壳行气开塞。甘草缓急止痛。各药配用,能行气通溺,畅调水道,适用于气滞膀胱之产后小便不通者。小便黄少,加篇蓄、瞿麦、车前子以清热行水。小便浑浊,加草薢、茯苓以分清除湿。恶露不畅,排血排块腹痛减轻,加益母草、蒲黄、牛膝以活血化瘀。

### 六、吴氏治疗产后排尿异常产伤膀胱证方

处方:完胞饮(《傅青主女科》)加马勃 10 g　生地黄 10 g　升麻 10 g

主治:产后排尿异常产伤膀胱证。

处方新解:本方证是难产或手术产后,初起小便中夹有血丝,淋漓疼痛,约 10 天血丝与疼痛消失而发生小便自遗。苔薄,脉缓。因难产使膀胱受压过久,局部血瘀气滞,或膀胱直接为产科手术损伤,血溢脉外,故初起小便中夹有血丝,淋漓疼痛。稍久,损伤之上未能复原并瘀阻、破损形成瘘孔,故当血丝与疼痛消失则小便自瘘孔时时遗出。苔薄,脉缓为常候,非邪为患致淋也。治宜补遗固脬,活血化瘀。原方治妇人有生产之时,被稳婆手入产门,损伤胞胎因而淋流不止,欲少忍须臾而不能。傅氏认为,破之在内者,行治虽无可施力,安必内治不可奏功乎。试思疮伤之毒,大有缺陷,尚可服药以生肌肉,此不过收生不谨,小有所损,并无恶毒,何难补其缺陷也。因难产耗气失血体虚,故用人参、白术、茯苓、生黄芪补虚扶正。因产膀胱受压血行阻滞,故用当归、川芎、桃仁、红花、益母草养血活血,化瘀补损,用白芨生肌敛口。再用猪、羊脬以脏补脏。各药配用,能益气补血,化瘀补脬。更加马勃、生地黄、升麻以消痈肿,治疮疡而有消炎的作用。全方既能强壮全身,促进被损伤组织的再生与修补,亦有止血、止痛与镇静作用,从而达到补胞止漏的目的。

## 第十节　产后身痛

### 一、吴氏治疗产后身痛血虚证方

处方:黄芪桂枝五物汤(《金匮要略》)加秦艽 10 g　当归 10 g

鸡血藤 10 g　防风 10 g　牛膝 10 g

主治:产后身痛血虚证。

处方新解:本方证是产褥期中,遍身关节疼痛,肢体酸楚、麻木,面色萎黄,肌肤不泽,头晕心悸,气短懒言。舌淡红,少苔,脉细弱。产后血虚,四肢百骸空虚,经脉关节失于濡养,故遍身关节疼痛,肢体酸楚、麻木。余症、舌脉亦属血虚之征。治宜补益气血,佐以宣络止痛。方中当归、白芍、鸡血藤养血补血,活血通络;黄芪益气助血运行;秦艽、防风祛风养血除湿;桂枝温经散寒通络;牛膝补肝肾强筋骨,引药下行;生姜、大枣调和营卫。全方共奏养血益气、温经通络之功。

## 二、吴氏治疗产后身痛风寒证方

处方:独活寄生汤(《备急千金要方》)加兰花参 10 g

主治:产后身痛风寒证。

处方新解:本方证是产后不慎,感受风寒,周身关节疼痛,屈伸不利,甚或腰背强痛,两足不能着地,或痛无定处,或疼痛剧烈,宛如锥刺,或肢体肿胀,麻木重着,步履艰难。产后百节开张,腠理不密,起居稍有不慎,则易感风寒湿邪,留滞经脉关节,气血受阻,不通则痛,故见周身关节疼痛,屈伸不利。风性善行而数变,若风胜则痛无定处;寒性收引、凝滞,寒胜则疼痛剧烈,宛如锥刺;湿性重浊、黏腻,湿胜则肢体肿胀,麻木重着。产后气血虚弱,故面色㿠白或虚浮。风寒束表,故恶风怕冷。舌淡、苔白、脉细缓亦为风寒之征。治宜养血祛风,散寒除湿。方中四物汤(川芎、地黄、白芍、当归)养血和血;人参、茯苓、甘草,益气扶脾;独活、桑寄生、秦艽、防风祛风胜湿;牛膝、杜仲补肝肾,强筋骨;细辛搜风散寒止痛;桂心温经散寒,振奋心阳,活血通络。更加兰花参以补虚解表。本方扶正祛邪兼顾,扶正则补气血、益肝肾、强筋骨,祛邪则祛风、散寒、胜湿。

### 三、吴氏治疗产后身痛湿热证方

处方:四妙丸(《成方便读》)加金银花藤 10 g 威灵仙 10 g
青风藤 10 g 海风藤 10 g 络石藤 10 g 防己 10 g 桑枝 10 g

主治:产后身痛湿热证。

处方新解:本方证是产褥期中,肢体关节红肿热痛或窜痛,或
伴发热恶风,口干渴,心胸烦热,大便干,尿黄。舌苔黄,脉滑数。
产后气血俱虚,卫表不固,易感外邪,或外感风寒,随体质而化热,
或直接感受风湿热之邪,留滞经络关节发为本病。治宜清热除湿,
疏风活络。本方原主治湿热下注的两足麻痿肿痛等,为治痿之妙
药。方中黄柏苦寒,寒以清热,苦以燥湿且偏入下焦;苍术苦温,善
能燥湿,加牛膝祛风湿引药下行;薏苡米利湿清热。合而共奏清热
利湿除痹之效,故用治本病。更加金银花藤、威灵仙、青风藤、海风
藤、络石藤、防己、桑枝以直中湿热邪实之的,清热除湿,散风活络
而不伤正。

### 四、吴氏治疗产后身痛肾虚证方

处方:养荣壮肾汤(《叶氏女科证治》)加秦艽 10 g 熟地 10 g
铁皮石斛 10 g 黑枸杞 10 g

主治:产后身痛肾虚证。

处方新解:本方证是产后身痛,以腰膝关节疼痛为主或足跟
痛,可伴头晕耳鸣,眼眶暗黑,夜尿多,舌淡暗。腰为肾之外府,膝
属肾,足跟为肾经所过,肾虚故腰膝痛、身痛、足跟痛。余症均为肾
虚精血不足之征。治宜补肾强腰,养血壮骨。方中川断、杜仲、桑
寄生补肾强腰壮筋骨,当归、川芎、熟地补血活血,肉桂温肾散寒,
秦艽、防风、独活祛风通络除湿,共奏补肾养血、祛风强腰之功。

# 第十一节　缺乳

## 一、吴氏治疗缺乳气血虚弱证方

处方:通乳丹(《傅青主女科》)加麦芽 20 g　路路通 15 g　福建老酒 150 mL

主治:缺乳气血虚弱证。

处方新解:本方证是产后乳汁不行,或行亦甚少,乳汁清稀,乳房无胀痛,或面色苍白,或精神疲惫,或头晕眼花,或心悸气短,食少便溏。舌淡苔薄,脉沉细或弱。脾胃素弱或因病致虚,分娩后血气更弱,或分娩失血过多,致乳汁生化不足,故而缺少。余症皆气血不足之候。治宜补气养血增液,佐以通乳。方中当归、麦冬养血滋液;猪蹄为血肉有情之品,补益滋养通乳;人参、黄芪既能补气健脾生血以化乳,又能补气行气以通乳;木通或通草及路路通宣络通乳;桔梗载诸药入胸乳。全方共奏补气养血、增液通乳之效。

## 二、吴氏治疗缺乳肝气郁滞证方

处方:瓜蒌仁 15 g　路路通 10 g　鲤鱼 200 g　郁金 10 g　王不留行 10 g

主治:缺乳肝气郁滞证。

处方新解:本方证是产后乳汁不行,或可挤出少量乳汁,乳汁浓稠,乳房胀甚或有硬结红肿,或胁胀,嗳气叹息。苔薄或黄,舌质暗红,脉弦。情志抑郁,气机壅滞,乳脉、乳络不畅,乳汁运行受阻,致乳汁不行。胁胀,嗳气叹息,舌脉亦为郁滞之象。治宜疏肝理气,通络行乳。方中郁金疏肝理气解郁,路路通理气宣络,鲤鱼、王不留行通络下乳,全方有疏肝解郁、通络下乳、补血滋液之功。

# 第十二节 产后乳汁自出

## 一、吴氏治疗产后乳汁自出气血两虚证方

处方:人参养荣汤(《太平惠民和剂局方》)加石斛 15 g 乌梅 15 g 酸枣仁 10 g 夜交藤 15 g

主治:产后乳汁自出气血两虚证。

处方新解:本方证是乳头未经婴儿吮吸,乳汁自然点滴而出,甚则随化随出,乳房柔软,不胀不痛,乳汁清稀。精神疲乏,气短乏力,胃纳欠佳。舌淡苔薄,脉细弱。乳汁由血所化,赖气以行,乳房属胃,今气血虚弱,中气不足,胃气不固,不能摄纳乳汁而自出,甚则随化随出。乳汁自出,乳房空虚,故柔软而不胀不痛。气血虚弱,则乳汁化源缺乏,气短乏力。胃气虚,受纳无权,故胃纳欠佳。舌淡苔白,脉细弱,均为气血虚弱之征。治宜益气补血,健脾和胃。方中人参、白术、茯苓、当归、白芍、熟地、黄芪、肉桂、五味子、远志、陈皮、甘草以补中益气,气盛血旺,胃气得固,则乳汁当不自出,更加酸枣仁、加夜交藤以养血安神。

## 二、吴氏治疗产后乳汁自出肝经郁热证方

处方:丹栀逍遥散(《内科摘要》)加川楝子 10 g 升麻 10 g 桑螵蛸 10 g

主治:产后乳汁自出肝经郁热证。

处方新解:本方证是乳汁不经婴儿吮吸经常自然流出,质较稠,乳房胀痛。全身症状:情志抑郁,烦躁易怒。头晕胁胀,口苦口干。舌质暗红,苔薄黄,脉弦细数。症候分析:乳头属肝,肝主疏泄,肝经郁热,热性上炎,迫乳外出。热灼乳汁,故质较稠。肝失条达,气机不畅,故乳房胀痛。肝郁化火,热扰心神,故烦躁易怒。肝

火上扰,故头晕。火灼津液,故口苦口干。胁胀,舌暗红,苔薄黄,脉弦细数亦为肝经郁热之象。治宜疏肝理脾,清热凉血。本方疏肝解郁,清热泻火。生地清热凉血滋血;夏枯草清肝热,生牡蛎平肝敛乳。全方使肝气得舒,郁热得清,则无乳汁自出之患得解。

# 第十三节　产后劳瘵

## 一、吴氏治疗产后瘵劳肺脾气虚证方

处方:补肺汤(《妇人大全良方》)加白术 10 g　茯苓 10 g　前胡 10 g　百部 10 g　麦冬 10 g　苏子 10 g　葶苈子 10 g　胡桃仁 10 g　蛤蚧一对　木香 10 g　厚朴 10 g

主治:产后瘵劳肺脾气虚证。

处方新解:本方证是产褥期中,面色㿠白,身倦懒言,动则短气,甚则呼吸喘息,咳痰无力,语音低弱,易感风寒,寒热如疟,时时自汗。食欲不振,食后脘腹胀满,或有面浮肢肿,大便稀溏。舌质淡,苔白,脉虚弱。因产后病损及肺,肺气不足,不能行血于面,故面色㿠白。肺气虚失于宣肃,故动则短气,甚则呼吸喘息,咳痰无力,语音低弱。肺气虚不能卫外,易感风寒,寒热如疟,时时自汗。病损及脾,脾气虚弱,运化无权,水湿溢注,故身倦懒言,食欲不振,食后脘腹胀满,或面浮肢肿,大便稀溏。因肺虚日久,子盗母病或脾虚日久,土不生金。舌质淡,苔白,脉虚弱,皆为肺脾气虚之征。治宜补肺益气,健脾化湿。本方原方治劳嗽。因产后肺脾气虚,故用人参、黄芪补益肺脾之气。因肺气失于肃降,故用桑白皮、紫菀下气止咳祛痰。因肾为气之根,故用熟地、五味子益肾固元而敛肺气。各药配用,能补益肺脾,止咳平喘,适用于产后瘵劳偏于肺气虚弱者。久咳不已者,加前胡、百部、麦冬以宣肺止咳。喘息短气者,为肺虚及肾,肾不纳气,加苏子、葶苈子、胡桃仁、蛤蚧以降气平喘,纳气归肾。食少腹胀者,为脾虚气滞,加白术、茯苓、木香、厚朴以健脾宽中。

## 二、吴氏治疗产后蓐劳肺肾阴虚证方

处方:百合固金汤(《医方集解》)加阿胶 10 g　枣仁 10 g　白茅根 15 g　款冬花 10 g　百部 10 g

主治:产后蓐劳肺肾阴虚证。

处方新解:本方证是产褥期中,口干唇燥,干咳无痰,或痰少而黏,时而痰中带血或咯血,骨蒸潮热,手足心热,头晕耳鸣,腰膝酸软,颧红唇赤,大便燥结,小便黄少。舌质红,少苔或无苔,脉虚细而数。因产后肺阴亏虚,失于濡润,故口干唇燥。肺阴不足,娇脏失养,故干咳无痰或痰少而黏。虚热灼伤络脉,故痰中带血咯血。又肾阴亏损,阴不敛阳而虚热内炽,故骨蒸潮热,手足心热,颧红唇赤。肾阴虚损,上不能濡髓窍,下不能养腰骨,故头晕耳鸣,腰膝酸软。阴虚内热,津液被灼,故溲黄便结。因久病而金不生水,故肺肾阴虚,虚损成劳而有上症。舌质红,少苔或无苔,脉虚细而数,皆为阴虚内热之征。本方原方治肺伤咽痛、喘嗽痰血。肺肾阴虚,故用百合、生地、麦冬滋养肺阴,熟地、玄参滋补肾阴。阴虚血少,故用当归、白芍养血滋阴敛肺。肺为热灼,津液被煎,故用贝母、桔梗、甘草化痰利咽。各药配用,能滋补肺肾,清化痰热,适用于产后蓐劳偏阴虚肺燥者。更加阿胶、白茅根以养阴润肺宁络。咳嗽频频者,为燥热伤肺,肺气失宣,加百部、款冬花以润肺清热,化痰止咳。

## 三、吴氏治疗产后蓐劳心肝血虚证方

处方:补肝汤(《医宗金鉴》)加阿胶 10 g　何首乌 10 g　紫河车 10 g

主治:产后蓐劳心肝血虚证。

处方新解:本方证是产褥期中,心悸怔忡,惊惕,失眠多梦,头晕健忘,目眩耳鸣,面色萎黄,唇甲色淡,筋脉拘急。舌质淡白,脉细弱。因产后营血匮乏难复,血不养心,神失所依,故心悸怔忡,惊惕,失眠多梦。血虚精少,髓海失养,故头晕健忘。肝血不足,阴不敛阳则肝阳上扰窍道,故目眩耳鸣。肝血不足,唇甲失荣,故色淡。肝主筋,血虚不能荣润,故筋脉拘急。血虚不能养心苗、血府,故舌质淡白,脉细弱。治宜补血养肝,宁心安神。本方原方治肝虚损,筋缓不能自收持,目暗,视无所见。肝血不足而致心神、髓窍、唇甲、筋脉失养,故用当归、熟地、白芍、川芎、阿胶补养肝血,辅以酸枣仁养血益肝,补心安神,木瓜舒筋活络,甘草补气和中缓急。精能生血,故用何首乌益精补血。因虚损成劳,加用紫河车大补气血益肾精。各药配用,能养肝宁心,补血益精。

### 四、吴氏治疗产后蓐劳肝肾阴虚证方

处方:清骨散(《证治准绳》)加当归 10 g　白芍 10 g　栀子 10 g　泽泻 10 g　山萸 10 g

主治:产后蓐劳肝肾阴虚证。

处方新解:本方证是产褥期中,眩晕,头痛,耳鸣,急躁易怒,心烦,失眠多梦,口燥咽干,颧红,盗汗,骨蒸潮热,腰膝酸痛,尿少色黄,大便干结。舌质红,苔少,脉细数。因肝肾阴虚,不能敛阳,虚热内生,阳浮于上,故眩晕,头痛,耳鸣,急躁易怒,颧红。因热扰心神,心肾失交,故心烦,失眠多梦。阴虚液乏,故口燥咽干,尿少色黄,大便干结。热迫液泄,虚火内炽,故盗汗,骨蒸潮热。舌质红,苔少,脉细数,皆为阴虚内热之征。治宜滋肾柔肝,育阴潜阳。本方原方专退骨蒸劳热。因肝肾阴虚,虚火炽盛,故用鳖甲、知母滋阴清热,地骨皮、胡黄连清热退蒸,银柴胡、青蒿、秦艽清透邪热,甘草调和诸药。更加用当归、白芍养血柔肝;用山栀清热疏肝。诸药共奏清热除蒸、滋阴益之功。

### 五、吴氏治疗产后蓐劳脾肾阳虚证方

处方:右归丸(《景岳全书》)加巴戟天 10 g　仙茅 10 g　鹿角胶 10 g(分冲)　阿胶 10 g(分冲)

主治:产后蓐劳脾肾阳虚证。

处方新解:本方证是产褥期中,神疲身倦,少气懒言,畏寒喜暖,四肢不温,饮食减少,腰膝冷痛,大便溏泄,或自觉腹中冷凉,泄泻清谷,小便频数或失禁,或尿少浮肿,带下清冷量多。舌质淡白胖嫩,苔白滑,脉沉迟细弱。因脾阳不足,脾气虚弱,故神疲身倦,少气懒言。因阳虚生外寒,故畏寒喜暖,四肢不温。因脾虚失运,故饮食减少,大便稀溏。脾肾阳虚,阴寒偏盛,故腰膝冷痛,腹中冷凉,泄泻清谷。肾阳不足,失于温煦而气化失司,故小便频数或失禁。肾阳不足,任脉不固,带脉失约,阴液下滑,故带下清冷量多。脾不化湿,湿溢肌表,故尿少浮肿。舌质淡白胖嫩,苔白滑,脉沉迟细弱,皆为阳虚湿盛之征。治宜温补脾肾。方中以附子、肉桂、鹿角胶为君药,温补肾阳,填精补髓。臣以熟地黄、枸杞子、山茱萸、山药滋阴益肾,养肝补脾。佐以菟丝子补阳益阴,固精缩尿;杜仲补益肝肾,强筋壮骨;当归补血养肝。更加巴戟天以温肾散寒止痛。诸药配合,共奏温补脾肾之功。

## 第十四节　产后抑郁

### 一、吴氏治疗产后抑郁气血虚弱证方

处方:茯神散(《医宗金鉴》)加龙骨 10 g　牡蛎 10 g　血余炭 10 g

主治:产后抑郁气血虚弱证。

处方新解:本方证是产后焦虑,伤心,流泪,失眠,食欲减退,性

欲减低,疲乏,气短懒言,面色苍白,头晕,心悸,昏困。恶露量少,色淡,质清稀。唇、舌淡,苔少或无苔,脉细弱无力,或浮大中空或细数。心主神明,赖血滋养,产后阴血虚少,心气衰弱,血不养心,心失所养,心神不宁,故见心惊心悸,恍惚不安,悲伤流泪不能自制。血虚气弱,故恶露量少,色淡,质清稀。气短懒言,面色苍白,唇、舌淡,苔少或无苔,脉细弱无力或浮大中空者,为气血不足之征。治宜补血益气,养心安神。本方原用于治疗因惊而致的言语颠错、神志不宁诸症。方中茯神、人参、黄芪、赤芍、牛膝、琥珀、龙齿、生地、桂心、当归有补血养气、宁心安神之功,故用于产后抑郁属气血虚弱者。恶露日久不止加龙骨、牡蛎、血余炭等固涩止血。

## 二、吴氏治疗产后抑郁败血停积证方

处方:调经散(《太平惠民和剂局方》)加茯神 10 g　西洋参 10 g　黄芪 15 g

主治:产后抑郁败血停积证。

处方新解:本方证是产后默默无语,焦虑,易哭而无声,神思恍惚,记忆力下降,食欲减退。恶露淋漓日久不止,色暗有块。面色晦暗,心前区憋闷刺痛。唇舌紫暗或边有瘀点,脉沉涩。心主神志,产后气血虚弱,败血停积,闭于心窍,故见默默不语,焦虑,易哭无声,或神志恍惚,记忆力下降。心主血脉,产后心血不足,血行受阻,败血停积,则见面色晦暗,心前区憋闷、刺痛,唇舌紫暗,脉涩等。瘀阻胞宫,新血不归,故见恶露日久不止,色暗夹块,或伴下腹疼痛,块出痛减。治宜活血逐瘀,镇静安神。本方原治产后瘀血留滞经络,四肢面目浮肿者。因方中当归、白芍、赤芍、肉桂、细辛、没药温经养血,活血化瘀;琥珀、麝香辛香开窍,安神宁志。合方用于此,亦恰切相宜。更加茯神、西洋参、黄芪以益气养心,滋阴安神。

### 三、吴氏治疗产后抑郁心脾两虚证方

处方:归脾汤加猪心拌朱砂 250 g　黄芪 15 g

主治:产后抑郁心脾两虚证。

处方新解:本方证是产后忧郁,焦虑,心神不安,喜悲伤欲哭,不能控制。失眠多梦,反应迟钝,健忘,精神委顿,神疲乏力,倦怠嗜卧。面色萎黄,纳少便溏,脘闷腹胀。舌淡,苔薄白,脉细弱。气结于中,脾失运化,故见不思饮食,脘腹胀闷,头目眩晕,神疲乏力,便溏等。素体不足,因产重虚,思虑太多,心血暗耗,心失所养,心主神明,功能失常,故见心神不安,抑郁焦虑,失眠健忘,反应迟钝等。舌淡,苔白,脉细弱为气血不足之征。治宜健脾益气,养心安神。方中以参、芪、术、甘草补气健脾,当归、龙眼肉补血养心,酸枣仁、茯苓、远志、朱砂宁心安神;更以木香理气醒脾,以防补益气血药腻滞碍胃;加猪心以养心安神。组合成方,心脾兼顾,气血双补,养心安神。

# 第七章　妇科杂病

## 第一节　子宫脱垂

### 一、吴氏治疗子宫脱垂气虚证方

处方:补中益气汤(《脾胃论》)加枳壳 10 g　诃子肉 10 g　川续断 10 g　桑寄生 10 g　金樱子 10 g　覆盆子 10 g

主治:子宫脱垂气虚证。

处方新解:本方证由素体虚弱,中气不足,久则子宫下坠脱出而致病。方中黄芪味甘微温,补中益气,升阳固表。配伍人参、炙甘草、白术,补气健脾;当归养血和营,协人参、黄芪补气养血;陈皮理气和胃,使诸药补而不滞;少量升麻、柴胡升阳举陷,协助升提下陷之中气;炙甘草调和诸药,为使药。加枳壳宽胸理气,诃子肉、川续断、桑寄生、金樱子、覆盆子补益肾气,加强提系胞宫之效。

### 二、吴氏治疗子宫脱垂肾虚证方

处方:大补元煎(《景岳全书》)加升麻 10 g　紫河车 15 g　山茱萸 15 g　黑枸杞 10 g　铁皮石斛 10 g

主治:子宫脱垂肾虚证。

处方新解:本方证由先天不足或年高体弱或房劳多产损精伤肾,肾气亏虚,带脉失约而致病。方中熟地、当归滋阴养血,山茱萸、枸杞、杜仲补肾滋肾,人参、山药、黄芪、甘草益气升提,健脾固带而益生化之源。加黑枸杞、紫河车、山茱萸、铁皮石斛滋补肝肾,升麻升阳举陷,升提下陷之中气。诸药合用补肾滋阴,健脾肾之气而固脱。

### 三、吴氏治疗子宫脱垂湿热证方

处方:易黄汤(《傅青主女科》)加龙胆草10 g　栀子10 g　泽泻10 g

主治:子宫脱垂湿热证。

处方新解:本方证由素体脾胃虚弱,又加饮食不节,脾胃受损,湿热内生、下注而致病。方中重用炒山药、炒芡实补脾益肾,固涩止带。《本草求真》曰:"山药之补,本有过于芡实,而芡实之涩,更有胜于山药。"白果收涩止带,兼除湿热。用少量黄柏,苦寒入肾,清热燥湿;车前子甘寒,清热利湿;加龙胆草、栀子、泽泻加强清热利湿之效。诸药合用,共达清热利湿、补肾固脱之功。

# 第二节　尿瘘、粪瘘

### 一、吴氏治疗尿瘘(新瘘)证方

处方:补脾饮(《傅青主女科》)加白芨10 g　菟丝子10 g　续断10 g　枸杞10 g　巴戟天10 g　仙灵脾10 g

主治:尿瘘(新瘘)证。

处方新解:本方证由先天禀赋不足,肾气亏虚,久则致病。方中四君健脾益气,加黄耆、山药、甘草以补脾,加香附、陈皮以运脾,加当归、熟地以补左尺,加补骨脂以补右尺。加白芨益胃敛阴,菟丝子、续断、枸杞、巴戟天、仙灵脾补肾益肾,胃旺则能纳水谷,脾旺则能运水谷,血渐充足而病自愈。

### 二、吴氏治疗尿瘘(旧瘘)证方

处方:萆薢渗湿汤(《疡科心得集》)加蒲公英10 g 连翘10 g 苦参10 g 百部10 g

主治:尿瘘(旧瘘)证。

处方新解:本方证由素体脾胃虚弱,或饮食不节损及脾胃,湿热内生而致病。方中萆薢、苡仁、赤苓、泽泻、滑石、通草清热渗湿利水为主,配黄柏解毒,除下焦湿热,丹皮凉血活血,加蒲公英、连翘、苦参、百部清热解毒祛湿。全方解湿毒,利水湿,除血滞。

### 三、吴氏治疗粪瘘证方

处方:八珍汤(《正体类要》)加黄芪30 g 升麻15 g 萆薢10 g 薏苡仁15 g 滑石20 g

主治:粪瘘证。

处方新解:由素体脾胃虚弱,或饮食不节损及脾胃,久则致病。方中人参与熟地相配,益气养血。白术、茯苓健脾渗湿,助人参益气补脾。当归、白芍养血和营,助熟地滋养心肝。川芎为佐,活血行气,使地、归、芍补而不滞。炙甘草益气和中,调和诸药。加入姜、枣为引,调和脾胃,以资生化气血。加黄芪、升麻补脾益气升阳,萆薢、薏苡仁、滑石清热渗湿利水。全方共达补气养血、利水渗湿之功。

## 第三节　脏躁

### 一、吴氏治疗脏躁心神失养证方

处方:甘麦大枣汤(《金匮要略》)加西洋参10 g 炙黄芪15 g

主治:脏躁心神失养证。

处方新解:本方证由素多抑郁,忧愁思虑积久伤心,心脾耗伤,心神失养而致病。方中小麦养心阴,益心气,安心神,除烦热。甘草补益心气,和中缓急,清泻心火。大枣甘平质润,益气和中,润燥缓急。加西洋参、炙黄芪益心气,养心血。全方共达养血生津、安心神、补脾肺、缓躁止悲之功。

### 二、吴氏治疗脏躁肝脾不合证方

处方:甘麦大枣汤(《金匮要略》)加醋香附10 g　佛手10 g苏叶10 g　陈皮10 g

主治:脏躁肝脾不合证。

处方新解:本方证由素多抑郁,脾胃虚弱,加之饮食不节,日久致病。方中小麦养心阴,益心气,安心神,除烦热。甘草补益心气,和中缓急,清泻心火。大枣甘平质润,益气和中,润燥缓急。加醋香附、佛手、苏叶、陈皮疏肝理气健脾。诸药合用,使悲躁得解,肝脾得调,诸症自愈。

### 三、吴氏治疗脏躁心肾不交证方

处方:酸枣仁汤合甘麦大枣汤(《金匮要略》)加柏子仁10 g核桃仁15 g　石橄榄15 g

主治:脏躁心肾不交证。

处方新解:本方证由素多抑郁,忧愁思虑积久伤心而致病。方中小麦养心阴,益心气,安心神,除烦热。甘草补益心气,和中缓急,清泻心火。大枣甘平质润,益气和中,润燥缓急。加石橄榄清热养阴生津,加柏子仁、核桃仁养心安神。全方共奏养心安神、交通心肾、缓躁止悲之功。

### 四、吴氏治疗脏躁肝肾不足证方

处方:百合地黄丸合甘麦大枣汤(《金匮要略》)加琥珀末10 g

(分冲)　生龙骨 30 g(先煎)　珍珠母 30 g(先煎)

主治:脏躁肝肾不足证。

处方新解:本方证由素多抑郁,忧愁思虑积久伤及肝血肾阴而致病。方中百合养肺肾之阴,清心安神,生地黄清热凉血,养阴生津,二药组方百合地黄汤,滋阴清热。小麦养心阴,益心气,安心神,除烦热。甘草补益心气,和中缓急,清泻心火。大枣甘平质润,益气和中,润燥缓急。加琥珀末、生龙骨、珍珠母加强清心安神之效。诸药合用,共奏补肾益阴、养心安神、缓躁止悲之功。

# 第四节　性功能失调

## 一、性交疼痛

(一)吴氏治疗性功能失调性交疼痛肝气郁结证方

处方:柴胡疏肝散(《景岳全书》)加小茴香 10 g　八角茴香 10 g　木香 10 g　乌药 10 g　槟榔 10 g

主治:性功能失调性交疼痛肝气郁结证。

处方新解:本方证由素体忧郁,久则致病。方中柴胡功善疏肝解郁。香附理气疏肝而止痛,川芎活血行气以止痛,二药相合,助柴胡以解肝经之郁滞,并增行气活血止痛之效。陈皮、枳壳理气行滞,芍药、甘草养血柔肝,缓急止痛。甘草调和诸药,为使药。加小茴香、八角茴香、木香、乌药、槟榔加强行气止痛之效。诸药相合,共奏疏肝行气、活血止痛之功。

(二)吴氏治疗性功能失调性交疼痛肝经瘀热证方

处方:一贯煎(《柳州医话》)加丹皮 10 g　栀子 10 g　柴胡 10 g　茯苓 10 g　甘草 5 g

主治:性功能失调性交疼痛肝经瘀热证。

处方新解:本方证由素体忧思过多,伤及肝阴而致病。方中重用生地黄,滋阴养血,补益肝肾,内寓滋水涵木之意。当归、枸杞养血滋阴柔肝;北沙参、麦冬滋养肺胃,养阴生津,意在佐金平木,扶土制木。佐以少量川楝子,疏肝泻热,理气止痛,复其条达之性。该药性虽苦寒,但与大量甘寒滋阴养血药相配伍,则无苦燥伤阴之弊。加丹皮、栀子清肝热,柴胡疏肝解郁,茯苓健脾益气,甘草调和诸药。诸药合用,使肝体得养,肝气得舒,肝热得清,则诸症可解。

(三)吴氏治疗性功能失调性交疼痛肝经湿热证方

处方:龙胆泻肝汤(《医宗金鉴》)加川楝子 10 g 槟榔 10 g 鸡冠花 10 g 野菊花 10 g

主治:性功能失调性交疼痛肝经湿热证。

处方新解:本方证由素体忧思过多,伤及肝体,湿热内侵而致病。方中龙胆草大苦大寒,既能清利肝胆实火,又能清利肝经湿热;黄芩、栀子苦寒泻火,燥湿清热;泽泻、木通、车前子渗湿泻热,导热下行;实火所伤,损伤阴血,当归、生地养血滋阴,邪去而不伤阴血;柴胡疏畅肝经之气,引诸药归肝经;甘草调和诸药。加川楝子、槟榔理气止痛,鸡冠花、野菊花清热解毒。诸药合用,共奏清肝利湿、理气止痛之功。

(四)吴氏治疗性功能失调性交疼痛肾阳虚证方

处方:右归饮(《景岳全书》)加菟丝子 10 g 巴戟天 10 g 何首乌 10 g 杜仲 10 g 肉苁蓉 10 g 仙灵脾 10 g

主治:性功能失调性交疼痛肾阳虚证。

处方新解:本方证由素体房劳多产,损及肾气而致病。方中附子、肉桂温补肾阳以煦暖全身,但纯用热药势必伤阴,故取六味丸中之山药、萸肉、熟地以滋阴,使阳有所附;枸杞补肝肾,杜仲益肾强腰脊,炙甘草补中和肾。加菟丝子、巴戟天、何首乌、杜仲、肉苁蓉、仙灵脾增强补肾滋肾之功。全方合成甘温壮阳之剂。

（五）吴氏治疗性功能失调性交疼痛肝肾亏损证方

处方：归肾丸（《景岳全书》）加何首乌 15 g　续断 10 g　仙灵脾 10 g　紫河车 15 g

主治：性功能失调性交疼痛肝肾亏损证。

处方新解：本方证由先天不足，或素体房劳多产，损及肝肾而致病。方中菟丝子、杜仲补益肾气，熟地、山茱萸、枸杞滋肾养肝，山药、茯苓健脾和中，当归养血柔肝。加何首乌、续断、仙灵脾、紫河车补肾滋肾养血。全方共奏补肝肾、益精血、缓疼痛之功。

## 二、性欲淡漠

（一）吴氏治疗性欲淡漠肾阳虚证方

处方：右归丸（《景岳全书》）加鹿茸粉（分冲）　高丽参 10 g　仙茅 10 g　仙灵脾 10 g　菟丝子 10 g

主治：性欲淡漠肾阳虚证。

处方新解：本方证由房劳多产，损及肾气，肾阳亏虚而致病。方中附子、肉桂温补肾阳以煦暖全身，但纯用热药势必伤阴，故取六味丸中之山药、黄肉、熟地以滋阴，使阳有所附；枸杞补肝肾，杜仲益肾强腰脊，炙甘草补中和肾。加鹿茸粉、高丽参、仙茅、仙灵脾、菟丝子补肾阳，益肾精。全方共奏温肾壮阳之功。

（二）吴氏治疗性欲淡漠肾阴虚证方

处方：右归丸（《景岳全书》）加女贞子 10 g　黄精姜 10 g　紫河车 10 g　党参 10 g　仙灵脾 10 g　锁阳 15 g

主治：性欲淡漠肾阴虚证。

处方新解：本方证由房劳多产，损及肾气，肾精亏虚而致病。方中附子、肉桂温补肾阳以煦暖全身，但纯用热药势必伤阴，故取六味丸中之山药、黄肉、熟地以滋阴，使阳有所附；枸杞补肝肾，杜仲益肾强腰脊，炙甘草补中和肾。加女贞子、黄精姜、紫河车、党参、仙灵脾、锁阳补肾气,益肾精。全方共达补肾滋阴之功。

（三）吴氏治疗性欲淡漠肝郁气滞证方

处方:逍遥散(《太平惠民和剂局方》)加生地黄 10 g　枸杞 10 g　北沙参 10 g　麦冬 10 g　川楝子 10 g

主治:性欲淡漠肝郁气滞。

处方新解:本方证由素体忧郁,加之房劳多产,久则致病。方中柴胡疏肝解郁,使肝气得以条达;当归甘辛苦温,养血和血;白芍酸苦微寒,养血敛阴,柔肝缓急;白术、茯苓健脾去湿,使运化有权,气血有源,炙甘草益气补中,缓肝之急。用法中加入薄荷少许,疏散郁遏之气,透达肝经郁热;生姜温胃和中;加生地黄、枸杞、北沙参、麦冬、川楝子养肝滋阴。诸药合用,共奏疏肝解郁、养肝滋阴之功。

（四）吴氏治疗性欲淡漠气血虚弱证方

处方:八珍汤(《正体类要》)加肉桂粉 6 g(分冲)　黄芪 15 g

主治:性欲淡漠气血虚弱证。

处方新解:本方证由房劳多产,又素体脾胃虚弱,气血生化不足而致病。方中人参与熟地相配,益气养血;白术、茯苓健脾渗湿,助人参益气补脾;当归、白芍养血和营,助熟地滋养心肝;川芎为佐,活血行气,使地、归、芍补而不滞;炙甘草益气和中,调和诸药;加入姜、枣为引,调和脾胃,以资生化气血;加黄芪益气健脾;肉桂粉芳香行气,使诸味补药补而不滞。全方共奏益气养血之功。

## 三、梦交

（一）吴氏治疗梦交心火亢盛证方

处方:黄连阿胶汤(《伤寒论》)加白术 10 g　泽泻 10 g　甘草 5 g　莲子 15 g　莲子心 10 g

主治:梦交心火亢盛证。

处方新解:本方证由房劳多产或房事不节,损及肾气,肾水不能上济,心火独亢而致病。方中重用黄连以降心火,以黄芩、白芍收降肝火,以鸡子黄(血肉有情之品)、阿胶滋阴养血,滋水涵木,以复一身气机之升降。加白术健脾益气,泽泻、莲子、莲子心清心泻火,甘草泻心火,调诸药。诸药合用,共奏清心泻火之功。

(二)吴氏治疗梦交心脾两虚证方

处方:归脾汤(《校注妇人良方》)加龙骨30 g(先煎)　牡蛎30 g(先煎)　淮山15 g

主治:梦交心脾两虚证。

处方新解:本方证由素体脾胃虚弱,平素又饮食失节,损伤脾胃,气血不足而致病。方中人参、黄芪、白术、甘草甘温之品补脾益气以生血,使气旺而血生;当归、龙眼肉甘温,补血养心,使血旺则气有所附;茯苓(多用茯神)、酸枣仁、远志宁心安神;木香辛香而散,理气醒脾,与大量益气健脾药配伍,复中焦运化之功,又能防大量益气补血药滋腻碍胃,使补而不滞,滋而不腻;用法中姜、枣调和脾胃,以资化源。加龙骨、牡蛎、淮山养心镇惊安神。诸药合用,共奏养心益脾安神之功。

# 第五节　女性慢性疲劳综合征

## 一、吴氏治疗女性慢性疲劳综合征脾肾气虚证方

处方:举元煎(《景岳全书》)合寿胎丸(《医学衷中参西录》)加知母10 g　银柴胡10 g　葛根10 g　连翘10 g

主治:女性慢性疲劳综合征脾肾气虚证。

处方新解:本方证由先天不足或素体脾胃虚弱,又饮食不节,损及脾胃而致病。方中人参、黄芪、白术、炙甘草补中益气,升麻助黄芪升阳举陷,五药合成"举元煎",旨在补气升阳,固脱摄血;菟丝

子补肾益精,肾旺自能萌胎;桑寄生、续断补肝肾,固冲任,使胎气强壮;阿胶滋养阴血,使冲任血旺,则胎气自固。四药相配,有补肾安胎之功,故称"寿胎丸"。两方基础上加知母、银柴胡、葛根、连翘养阴清热生津。诸药合用,共奏补肾健脾、益气养阴之功。

## 二、吴氏治疗女性慢性疲劳综合征肝肾阴虚证方

处方:滋水清肝饮(《医宗己任编》)加麦冬 10 g　五味子 10 g
北沙参 10 g

主治:女性慢性疲劳综合征肝肾阴虚证。

处方新解:本方证由先天不足或房劳多产,损及肝肾而致病。方中引六味地黄汤之熟地滋阴补肾,填精益髓;山茱萸温补肝肾,收敛精气;山药健脾益阴,兼能固精;又用泽泻清泻肾火,以防熟地的滋腻;以丹皮清泻肝火,并制山茱萸的温涩;茯苓淡渗脾湿,使山药补而不滞。合当归身、白芍、枣仁、柴胡、山栀以滋养阴血,清热疏肝。加麦冬、五味子、北沙参增强滋肾养阴之效。全方共奏滋补肝肾、清热疏肝之功。

## 三、吴氏治疗女性慢性疲劳综合征脾虚肝郁证方

处方:四磨汤(《济生方》)加甘草 15 g　小麦 15 g　大枣 5 枚
柴胡 10 g　白芍 10 g

主治:女性慢性疲劳综合征脾虚肝郁证。

处方新解:本方证由素体脾胃虚弱或多思易忧而致病。方中槟榔、沉香降上逆之气,乌药顺气止痛,加人参降中有升,泻中带补;加小麦养心阴,益心气,安心神,除烦热。甘草补益心气,和中缓急,清泻心火;大枣甘平质润,益气和中,润燥缓急,寓有"甘麦大枣汤"之意;柴胡疏肝解郁,白芍敛肝阴,缓急痛。诸药合用,共奏健脾益气、疏肝解郁之功。

## 四、吴氏治疗女性慢性疲劳综合征气虚外感证方

处方:参苏饮(《太平惠民和剂局方》)加白薇 10 g　豆豉 10 g 生葱白 10 g

主治:女性慢性疲劳综合征气虚外感证。

处方新解:本方证由素体体虚,外邪乘虚而入而致病。方中苏叶辛温,归肺脾经,功擅发散表邪,又能宣肺止咳,行气宽中。葛根解肌发汗,人参益气健脾,苏叶、葛根得人参相助,发散而不伤正。半夏、前胡、桔梗止咳化痰,宣降肺气;木香、枳壳、陈皮理气宽胸,醒脾畅中;茯苓健脾渗湿,甘草补气安中,兼和诸药。加白薇、豆豉、生葱白加强解表驱邪之功。诸药配伍,共成益气解表、理气化痰之功。

# 第八章　外阴阴道盆腔疾病

## 第一节　阴疮

### 一、吴氏治疗外阴阴道盆腔疾病阴疮湿热蕴结证方

处方：龙胆泻肝汤(《医案金鉴》)加蒲公英 10 g　赤芍 10 g
丹皮 10 g　白藓皮 10 g　贯众 10 g　川楝子 10 g

主治：外阴阴道盆腔疾病阴疮湿热蕴结证。

处方新解：本方证是情志不舒，肝经郁热，肝郁脾虚，脾虚湿盛，湿热蕴结，注于下焦，浸渍阴部，阴络受阻而致病。治宜清热利湿、杀虫止痒。方中龙胆草大苦大寒，清利肝胆湿热；黄芩、栀子、白藓皮苦寒泻火，燥湿清热，加强龙胆草泻火除湿之力；湿热的主要出路，是利导下行，从膀胱渗泄，故又用渗湿泻热之泽泻、木通、车前子，导湿热从水道而去；肝乃藏血之脏，若为湿热之邪所伤，阴血亦随之消耗，且方中诸药以苦燥渗利伤阴之品居多，故用当归、生地养血滋阴，使能邪去而阴血不伤；蒲公英、贯众清热解毒；丹皮、赤芍清火散结；川楝子疏肝泻热。肝体阴用阳，性喜条达而恶抑郁，湿热之邪内蕴，肝胆之气不舒，骤用大剂苦寒降泄之品，既恐肝胆之气被抑，又虑折伤肝胆生发之机，故又用柴胡疏畅肝胆之气，并能引诸药归于肝胆之经；甘草调和诸药，护胃安中。诸药合用，共奏清热利湿、杀虫止痒之功。

## 二、吴氏治疗外阴阴道盆腔疾病热毒壅盛证方

处方:五味消毒饮(《医宗金鉴》)加穿山甲 10 g(先煎) 牡丹皮 10 g 皂角刺 10 g

主治:外阴阴道盆腔疾病热毒壅盛证。

处方新解:本方证多由热毒壅滞于下焦,与血气相搏,壅滞前阴而致病。宜清热解毒,消肿散结。方中金银花、野菊花清热解毒散结,金银花入肺胃,解中上焦之热毒,野菊花入肝经,专清肝胆之火;蒲公英、紫花地丁清热解毒,为治疮疔毒之要药;蒲公英兼能利水通淋,泻下焦之湿热,与紫花地丁相配;紫背天葵子能入三焦,善除三焦之火;牡丹皮清泄散瘀,治疗热壅血瘀所致局部红肿,牡丹皮兼有凉血之效;穿山甲、皂角刺通行经络,透脓溃坚,可使脓成即溃。煎药加酒者,借其通瘀而行周身,助药力直达病所。诸药合用,共奏清热解毒、消肿散结之功。

## 三、吴氏治疗外阴阴道盆腔疾病寒凝痰瘀证方

处方:小金丹(《外科全生集》)加鹿角胶 10 g 白芥子 10 g 炮姜炭 10 g

主治:外阴阴道盆腔疾病寒凝痰瘀证。

处方新解:本方证由摄生不慎,寒邪入侵,凝滞气血,瘀积内陷于阴户;或平素阳虚,水湿不运,痰湿内生,阻滞气机,气滞血瘀,痰瘀凝结成块,形成阴茧。治宜化痰除湿,祛瘀通络。方中五灵脂、乳香、没药活血祛瘀,消肿止痛;白胶香调和气血,散结消肿止痛;木鳖祛痰毒,散结消肿;墨炭消肿化痰、解毒;地龙、当归活血通络;麝香走窜通络,散结开壅;草乌祛风湿,温经散寒;鹿角胶温肾阳,益精血;白芥子辛温,可达皮里膜外,温化寒痰,通络散结;炮姜炭药性辛热,入血分,温阳散寒,温通血脉;糯米护胃温中,健脾养胃。诸药合用,共奏化痰除湿、祛瘀通络之功。

### 四、吴氏治疗外阴阴道盆腔疾病血亏虚证

处方:托里消毒散(《外科正宗》)加麦门冬 10 g　远志 10 g　官桂 10 g

主治:外阴阴道盆腔疾病血亏虚证。

处方新解:阴疮日久,正虚邪盛,坚肿不消。治宜补益气血,消肿溃脓。方中以四君子汤(参、苓、术、草)补中益气,四物汤(归、芎、地、芍)去滋腻之熟地,养血活血,化瘀生新,正气充足,精血旺盛,则可托邪外出,此乃扶正之举。"黄芪甘温纯阳,其用有五:补诸虚不足,一也;益元气,二也;壮脾胃,三也;去肌热,四也;排脓止痛,活血生血,内托阴疽,为疮家圣药,五也。"(张元素)金银花消肿散结,其功独圣,其效甚奇,为治疮之要药;桔梗、白芷、皂角刺止痛排脓,解毒祛邪;远志,消散痈肿,疏通气血之壅滞;远志、麦门冬生血生津;官桂温运阳气,鼓舞气血生长。诸药相配,攻补兼施。

## 第二节　外阴白色病变

### 一、吴氏治疗外阴白色病变肝肾阴虚证方

处方:左归丸(《景岳全书》)合二至丸(《医方集解》)加川芎 5 g　当归 10 g　白芍 10 g　钩藤 10 g　菊花 10 g　仙灵脾 10 g　菟丝子 10 g　仙茅 10 g　肉苁蓉 10 g

主治:外阴白色病变肝肾阴虚证。

处方新解:本方证是由于久病或年老体弱,肝肾不足,或房劳过度,肾经受损,精血两伤,不能润肤而致外阴干枯、变白。治宜补益肝肾,养荣润燥。方中熟地滋肾填精,大补真阴;山茱萸养肝滋肾,涩精;山药补脾益阴,滋肾固精;枸杞补肾益精;龟、鹿二胶为血肉有情之品,峻补精髓,龟板胶偏于补阴,鹿角胶偏于补阳,在补阴

之中配伍补阳药,取"阳中求阴"之义;菟丝子、川牛膝益肝肾;女贞子甘平,少阴之精,隆冬不调,益肝补肾;墨旱莲甘寒,汁黑入肾补精,能益下而荣上;芎、归、芍滋阴养血,补益肝肾填精;仙灵脾、菟丝子、仙茅、肉苁蓉温肾壮阳,益精血,益肾养肝以治本;钩藤、菊花清热平肝,平息内动之虚风,益折其抗阳。诸药相配,共奏补益肝肾、养荣润燥之功。

### 二、吴氏治疗外阴白色病变肝郁气滞证方

处方:黑逍遥散(《医略六书·女科指要》)去生姜加川芎 5 g
丹皮 10 g　黑栀子 10 g

主治:外阴白色病变肝郁气滞证。

处方新解:本方证由素性抑郁,或恚怒伤肝,肝气郁结,疏泄失司,阴部络阻,气血失和,而致外阴白色病变。治宜疏肝解郁,养血通络。方中柴胡疏肝解郁,使肝气得以条达;当归甘辛苦温,养血和血;白芍酸苦微寒,养血敛阴,柔肝缓急;归、芍与柴胡同用,补肝体而助肝用,使血和则肝和,血充则肝柔;木郁不达致脾虚不运,故以白术、茯苓、甘草健脾益气,非但实土以御木侮,且使营血生化有源;肝经郁而化热,故去生姜,以生姜性辛温,以免助热之累;生地、丹皮、黑栀子清热凉血;薄荷疏散郁遏之气,与丹皮、黑栀子合用,共透达肝经郁热;川芎活血行气,能上行颠顶,下走血海,旁通四肢,为"血中之气药",助疏肝理气之力。诸药合用,共奏疏肝解郁、养血通络之效。

### 三、吴氏治疗外阴白色病变心脾两虚证方

处方:归脾汤(《校注妇人良方》)加石橄榄 15 g　核桃仁 15 g
天麻 10 g　朱砂冬 10 g

主治:外阴白色病变心脾两虚证。

处方新解:本方证因考虑过度,劳伤心脾,气血亏虚,脾虚化源

不足,或耗伤气血太过,冲任血虚,不能滋养肌肤所致病。治宜益气养血,润燥止痒。方中以参、芪、术、草甘温之品补脾益气以生血,使气旺而血生;当归、龙眼肉甘温,补血养心;核桃仁补气生血;石橄榄养阴生津;茯苓、酸枣仁、远志、朱砂冬宁心安神;木香辛香而散,理气醒脾,与大量益气健脾药配伍,复中焦运化之功,又能防大量益气补血药滋腻碍胃,使补而不滞;血虚易生风化燥,故以天麻熄风止痒;姜、枣调和脾胃,以资化源。全方共奏益气补血、润燥止痒之功。

### 四、吴氏治疗外阴白色病变脾肾阳虚证方

处方:右归丸(《景岳全书》)加秦艽 10 g 土茯苓 15 g 地肤子 10 g 黄芪 15 g 补骨脂 10 g 淫羊藿 10 g

主治:外阴白色病变脾肾阳虚证。

处方新解:本方证由素体脾肾阳气虚弱或久病伤阳,阳虚生内寒,冲任虚寒,阴部失于温煦,或阴寒凝滞,阴部气血失和,引起变白、萎缩。治宜温肾健脾,养血润燥。方中附子、肉桂、鹿角胶培补肾中元阳,温里祛寒;熟地黄、山萸肉、枸杞子、山药滋阴益肾,养肝补脾,取"阴中求阳"之义;再用菟丝子、杜仲补肝肾,黄芪补气生血,配以当归养血和血,共补肝肾精血;秦艽、土茯苓、地肤子祛风止痒;淫羊藿、补骨脂温补肾阳,防治外阴萎缩。诸药合用,共奏温肾健脾、养血润燥之功。

### 五、吴氏治疗外阴白色病变湿热下注证方

处方:龙胆泻肝汤(《医宗金鉴》)加土茯苓 21 g 连翘 10 g 黄柏 10 g 薏苡仁 15 g 酒大黄 10 g

主治:外阴白色病变湿热下注证。

处方新解:本方证由阴部摄生不慎,感受湿热之邪,或久居湿地,感受湿邪,湿蕴化热,或脾虚生湿,湿热循肝胆经下注,浸渍阴

部,气血失和而致病。治宜清热利湿,通络止痒。方中龙胆草大苦大寒,清利肝胆湿热;黄芩、栀子、白藓皮苦寒泻火,燥湿清热,加强龙胆草泻火除湿之力;湿热的主要出路是利导下行,从膀胱渗泄,故又用渗湿泻热之泽泻、木通、车前子,导湿热从水道而去;肝乃藏血之脏,若为湿热之邪所伤,阴血亦随之消耗,且方中诸药以苦燥渗利伤阴之品居多,故用当归、生地养血滋阴,使能邪去而阴血不伤;蒲公英、贯众、酒大黄清热解毒,连翘、丹皮、赤芍清火散结,土茯苓解毒除湿,黄柏、薏苡仁清热利湿,川楝子疏肝泻热。肝体阴用阳,性喜条达而恶抑郁,湿热之邪内蕴,肝胆之气不舒,骤用大剂苦寒降泄之品,既恐肝胆之气被抑,又虑折伤肝胆生发之机,故又用柴胡疏畅肝胆之气,并能引诸药归于肝胆之经;甘草调和诸药,护胃安中。本方的配伍特点是泻中有补,利中有滋,降中寓升,祛邪而不伐胃,从而火降热清,湿浊得利,循经所发诸症可相应而愈。诸药合用,共奏清热利湿、杀虫止痒之功。

# 第三节　白塞综合征

### 一、吴氏治疗白塞综合征脾虚湿热证方

处方:甘草泻心汤(《金匮要略》)加升麻10 g　水牛角20 g(先煎)　天花粉10 g　赤芍10 g　夜明砂10 g　柴胡10 g

主治:白塞综合征脾虚湿热证。

处方新解:本方证由素体脾虚或者饮食所伤,劳倦过度,情志不畅,损伤脾气,脾虚运化失司,湿浊内蕴,日久化热,湿热邪毒壅蒸不得透泄,循经上蚀口眼,下注外阴而溃疡。治宜清热解毒,化湿安中。本方炙甘草温中补脾,佐以参、枣,则补中益气之功更著;半夏辛温,散结除痞,降逆止呕,燥脾湿;干姜辛热,温中散寒;黄连、黄芩苦寒,以泻热燥湿;升麻、水牛角清热解毒;赤芍、夜明砂清

肝明目;天花粉清热生津;柴胡疏肝解郁,引药入经。诸药合用,共奏清热解毒、化湿安中之效。

## 二、吴氏治疗白塞综合征湿热蕴蒸证方

处方:狐惑汤(《备急千金方》)加马齿苋 10 g　芦荟 15 g　秦艽 10 g　桑枝 10 g　鸡血藤 15 g

主治:白塞综合征湿热蕴蒸证。

处方新解:本方证由感受湿热毒气,或恣食膏粱,致湿浊内蕴,日久化热,湿热邪毒不得透泄,循经上蚀口眼,下注外阴而致溃疡。治宜清热除湿,泻火解毒。方中黄连、佩兰清热化湿,除中焦之湿;马齿苋、芦荟清热解毒;秦艽、桑枝、鸡血藤舒经通络。诸药合用,共奏清热除湿、泻火解毒之效。

## 三、吴氏治疗白塞综合征阴虚热毒证方

处方:知柏地黄汤(《病因脉治》)加黑元参 10 g　天花粉 10 g　大黄 10 g　甘草 10 g　酸枣仁 10 g　夜交藤 10 g　仙灵脾 10 g　仙茅 10 g

主治:白塞综合征阴虚热毒证。

处方新解:本方证由素体阴虚或久病伤阴或热毒内盛,热灼津伤,肝肾阴亏,精血不足,阴部失养而致外阴溃疡久不愈。治宜滋阴清热,解毒化湿。方中知母、黄柏滋阴降火;熟地黄滋阴补肾,填精益髓;山茱萸补养肝肾;山药补益脾阴;泽泻利湿而泄肾浊,并能防熟地黄之滋腻;茯苓淡渗脾湿,并助山药之健运;丹皮清泻虚热,并制山茱肉之温涩;黑元参、天花粉养阴清热;大黄清热解毒,通腑泻热;酸枣仁、夜交藤养心安神;阴损及阳,阳气不足,仙灵脾、仙茅温肾壮阳;甘草调和诸药。诸药相合,共奏滋阴清热、祛毒化湿之功。

# 第四节 盆腔炎

## 一、吴氏治疗急性盆腔炎湿毒蕴盛证方

处方:熟大黄 10 g　丹皮 10 g　桃仁 10 g　冬瓜子 10 g　龙胆草 10 g　延胡索 10 g　黄芩 10 g　炒赤芍 10 g　车前子 15 g（布包）　白毛藤 15 g　半枝莲 15 g　墓头回 10 g

主治:急性盆腔炎湿毒蕴盛证。

处方新解:本方证由妇女经期产后血室正开,摄生不慎,或经期同房,或宫腔手术消毒不严等,湿热毒乘虚邪侵,稽留于冲任及胞宫脉络,与气血相搏结而致病。治宜清热解毒,利湿化瘀。方中熟大黄、丹皮、炒赤芍、桃仁活血化瘀;延胡索活血行气止痛,"能行血中之气滞、气中血滞,专治一身上下诸痛";黄芩、半枝莲、白毛藤、墓头回清热解毒利湿。诸药合用,共奏清热解毒、利湿化瘀之功。

## 二、吴氏治疗急性盆腔炎瘀毒阻滞证方

处方:大黄牡丹汤(《金匮要略》)加乳香 10 g　没药 10 g　延胡索 10 g　川楝子 10 g　五灵脂 10 g　皂角 10 g　蒲黄 10 g　枳壳 10 g　山楂 20 g

主治:急性盆腔炎瘀毒阻滞证。

处方新解:本方证由七情所伤,血行失畅,或外邪内侵,稽留于冲任胞宫,气血阻滞,瘀血内停,脉络不通而致病。治宜清热利湿,化瘀散结。方中大黄苦寒攻下,泻热破瘀;丹皮苦辛微寒,清热凉血,活血散瘀;芒硝咸寒,泻热导滞,软坚散结;桃仁活血破瘀;冬瓜仁甘寒滑利,清肠利湿,引湿热从小便而去;乳香、没药、延胡索、川楝子活血行气止痛;蒲黄、五灵脂、皂角化瘀消肿;枳壳、山楂行气

散瘀。诸药合用,共奏清热利湿、化瘀散结之功。

### 三、吴氏治疗急性盆腔炎正虚邪陷证方

处方:薏苡附子败毒散(《金匮要略》)合参附汤(《正体类要》)加炮姜 6 g　炒白术 10 g　酌加安宫牛黄丸研粉冲服

主治:急性盆腔炎正虚邪陷证。

处方新解:本方证由正不胜邪,邪毒内陷,病邪留滞而致病。治宜回阳救逆,扶正托毒。方中人参、附子回阳救逆,大补元气;薏苡仁、败酱草解毒排脓消毒;炮姜、炒白术温中健脾,止痛止泻;酌加安宫牛黄丸清热安神。诸药合用,共奏回阳救逆、扶正托毒之功。

### 四、吴氏治疗慢性盆腔炎气滞血瘀证方

处方:血府逐瘀汤加香附 10 g(炒)　川楝 10 g　皂角刺 10 g黄芪 15 g　三棱 10 g　莪术 10 g

主治:慢性盆腔炎气滞血瘀证。

处方新解:本方证由七情内伤,脏器不宣,肝气郁结,或外感湿热之邪,余毒未清,滞留于冲任胞宫,气机不畅,瘀血内停,脉络不通而致病。治宜调气活血,消瘀止痛。方中桃仁破血行滞而润燥;红花活血祛瘀以止痛;赤芍、川芎活血祛瘀;牛膝活血通经,祛瘀止痛,引药下行;皂角刺、黄芪、三棱、莪术活血化瘀消癥;生地、当归养血益阴,清热活血;桔梗、枳壳,一升一降,宽胸行气;柴胡疏肝解郁,与桔梗、枳壳同用,善理气行滞,使气行则血行,且桔梗能载药上行;香附、川楝子疏肝理气;甘草调和诸药。诸药合用,共奏调气活血、祛瘀止痛之效。

### 五、吴氏治疗慢性盆腔炎湿热阻滞证方

处方:四妙散(《成方便读》)合四逆散(《伤寒论》)加茵陈 10 g

车前子 10 g　土茯苓 15 g　三棱 10 g　莪术 10 g　蒲公英 10 g　夏枯草 10 g

主治:慢性盆腔炎湿热阻滞证。

处方新解:本方证由经行、产后,血室正开,湿热之邪侵袭,稽留于冲任胞宫,致气血瘀滞,缠绵日久不愈而致病。治宜清热除湿,行气止痛。方中黄柏清热燥湿;茵陈、车前子、土茯苓清热除湿;苍术辛散苦燥,健脾燥湿;牛膝补肝肾,强筋骨,引药下行;薏苡仁渗湿;柴胡疏肝解郁,升发阳气,透邪外出;白芍敛阴养血柔肝,可使柴胡升散而无耗伤阴血之弊;枳实理气解郁,泻热破结;三棱、莪术破血行气;蒲公英清热解毒利湿;夏枯草消癥散结;甘草调和诸药。诸药合用,共奏清热除湿、行气止痛之功。

### 六、吴氏治疗慢性盆腔炎湿瘀互结证方

处方:解毒活血汤(《医林改错》)合四妙散(《成方便读》)加金银花 15 g　生鳖甲 20 g(先煎)　紫花地丁 10 g　蒲公英 10 g

主治:慢性盆腔炎湿瘀互结证。

处方新解:本证由经行、产后,血室正开,余邪未尽,正气未复,气血阻滞,湿热瘀血稽留于冲任胞宫,缠绵日久不愈而致病。治宜清热利湿,祛瘀散结。方中连翘、葛根、金银花、紫花地丁、蒲公英清热解毒;生地、赤芍、当归凉血和血;红花、桃仁活血化瘀;柴胡、枳壳行气散结;芍药配甘草缓急止痛;黄柏清热燥湿;苍术辛散苦燥,健脾燥湿;生鳖甲软坚散结。诸药合用,共奏清热利湿、祛瘀散结之功。

### 七、吴氏治疗慢性盆腔炎寒湿凝滞证方

处方:少腹逐瘀汤(《医林改错》)加乌药 10 g　吴茱萸 10 g　木香 10 g　枳壳 10 g　香附 10 g　杜仲 10 g　续断 10 g　巴戟天 10 g

主治:慢性盆腔炎寒湿凝滞证。

处方新解:本方证由素体阳虚,下焦失于温煦,水湿不化,寒湿内结,或寒湿之邪乘虚侵袭,与胞宫内余血浊液相结,凝结瘀滞而致病。治宜温经散寒,化瘀止痛。方中小茴香、干姜、官桂温经散寒,通达下焦;延胡索、没药行气散瘀,消肿定痛;蒲黄、五灵脂活血祛瘀,散结止痛,其中蒲黄生用,重在活血化瘀,五灵脂炒用,重在止痛而不损胃气;当归、川芎乃血中之气药,配合赤芍以活血行气;乌药、吴茱萸温经止痛;木香、枳壳、香附行气止痛;杜仲、续断、巴戟天温补肾阳。诸药合用,共奏温经散寒、化瘀止痛之功。

# 第五节 慢性盆腔疼痛症

处方:少腹逐瘀汤(《医林改错》)合延胡索 10 g 金钱草 10 g 冬葵子 10 g 薏苡仁 10 g

主治:慢性盆腔疼痛症。

处方新解:本方证多由邪毒或湿热,经阴部上行犯冲任、胞宫;或邪毒入血,或经津液传播犯冲任、胞宫,致邪气留滞而致病。也有瘀滞或虚损于该部而作痛而为病。治宜祛邪调血止痛。方中小茴香、干姜、官桂温经散寒,通达下焦;延胡索、没药行气散瘀,消肿定痛;蒲黄、五灵脂活血祛瘀,散结止痛,其中蒲黄生用,重在活血化瘀,五灵脂炒用,重在止痛而不损胃气;当归、川芎乃血中之气药,配合赤芍以活血行气;金钱草、冬葵子、薏苡仁利湿。诸药合用,共奏祛邪调血止痛之功。

# 第六节 盆腔瘀血综合征

## 一、吴氏治疗盆腔瘀血综合征气滞血瘀证

处方:隔下逐瘀汤(《医林改错》)加柴胡 10 g 川芎 5 g

主治:盆腔瘀血综合征气滞血瘀证。

处方新解:本方证由七情内伤,脏气不宣,肝气郁结,气机不畅,气滞则血瘀,冲任、胞宫脉络不通而致病。治宜活血化瘀,理气止痛。方中当归、川芎养血活血,使祛瘀而不伤阴,为血中之气药,增强逐瘀之力;丹皮、赤芍清热凉血,活血化瘀;桃仁、红花、五灵脂破血逐瘀,以消肿块;香附、乌药、枳壳、延胡索行气止痛;柴胡疏肝解郁,使肝气条达;甘草调和诸药。诸药合用,共奏活血化瘀、理气止痛之功。

## 二、吴氏治疗盆腔瘀血综合征血瘀夹寒证方

处方:少腹逐瘀汤(《医林改错》)加附子 10 g 牛膝 15 g

主治:盆腔瘀血综合征血瘀夹寒证。

处方新解:本方证由素体阳虚,下焦失于温煦,或寒邪乘虚侵袭,与胞宫内余血浊液相结,凝结瘀滞而致病。治宜温经散寒,活血化瘀。方中小茴香、干姜、官桂温经散寒,通达下焦;延胡索、没药行气散瘀,消肿定痛;蒲黄、五灵脂活血祛瘀,散结止痛,其中蒲黄生用,重在活血化瘀,五灵脂炒用,重在止痛而不损胃气;牛膝性善下行,活血通经;当归、川芎乃血中之气药,配合赤芍以活血行气;附子辛甘大热,补火助阳,散寒止痛。诸药合用,共奏温经散寒、活血化瘀之功。

# 第七节　阴吹

## 一、吴氏治疗阴吹气虚证方

处方:补中益气汤(《脾胃论》)加熟地 15 g　黄芪 15 g　白芍 10 g　川芎 5 g　肉桂粉 5 g(分冲)

主治:阴吹气虚证。

处方新解:本证由多产之妇素体虚弱,气血大虚,中气下陷,致阴道松弛,气体易进,入阴道而致病。治宜益气升清,调理脾胃。方中黄芪补中益气;人参、炙甘草、白术补气健脾;陈皮理气和胃;升麻、柴胡升阳举陷,助黄芪以升提下陷之中气;当归补血活血;熟地滋阴养血,补肾填精;白芍养血益阴,缓急止痛;川芎活血行气;肉桂粉温运阳气,调理脾胃;炙甘草调和诸药。诸药合用,共奏益气升清、调理脾胃之功。

## 二、吴氏治疗阴吹热结肠燥腑实证方

处方:桃核承气汤(《伤寒论》)去桂枝加生地 10 g　石斛 10 g　瓜蒌仁 15 g　槟榔 10 g　木香 10 g　莱菔子 10 g

主治:阴吹热结肠燥腑实证。

处方新解:本证由过嗜辛辣炙博,或感受热邪,胃肠结热而津伤,则大便干燥,脏气不通,逼走前阴而致病。治宜泻热导滞,增液通腑。方中去桂枝之辛甘温,避免助热之弊;大黄苦寒泻热,推陈致新以去实;芒硝咸寒润燥软坚,泻热通便;桃仁、瓜蒌仁甘苦,以润肠燥;生地、石斛清热养阴增液;槟榔、木香、莱菔子行气化滞,消胀除满;炙甘草甘平和中,顾护胃气,使攻下而不伤正。诸药合用,共奏泻热导滞、增液通腑之功。

### 三、吴氏治疗阴吹阴虚肠燥腑实证方

处方:五仁丸(《世医得效方》)加西洋参 10 g　麦冬 10 g　五味子 10 g

主治:阴吹阴虚肠燥腑实证。

处方新解:本方证由素体阴虚或因热病,或因嗜食辛辣厚味酿热伤津损阴,津亏肠燥,谷道滞而大便艰行,浊阴之气迫走前阴而阴吹时作。治宜滋阴生津,润肠通便。方中杏仁滋阴润燥,降利肺气,以利大肠传导;桃仁润燥滑肠;柏子仁、郁李仁性多润滑,可治胃肠燥热;松子仁润五脏;陈皮理气行滞,使气行则大肠得以运化;西洋参补气养阴,清火生津;麦冬养阴生津。

### 四、吴氏治疗阴吹痰湿内阻证方

处方:茯苓饮(《外台秘要》)加莱菔子 10 g　槟榔 10 g　大腹皮 15 g　厚朴 10 g

主治:阴吹痰湿内阻证。

处方新解:本方证由痰湿内阻,津液布化失常,浊阴碍腑气之通降,则逼走前阴为阴吹。治宜祛痰化湿,健运脾胃。方中茯苓健脾渗湿;白术、人参健脾燥湿;枳实、橘皮行气化滞;生姜为使,健运脾胃;莱菔子、槟榔、厚朴、大腹皮祛痰化湿,行气导滞。诸药合用,共奏祛痰化湿、健运脾胃之力。

### 五、吴氏治疗阴吹肝郁气滞证方

处方:柴胡疏肝散(《景岳全书》)及石决明 20 g(先煎)　何首乌 10 g　郁李仁 10 g　木香 10 g　延胡索 10 g　天花粉 10 g　生地 10 g

主治:阴吹肝郁气滞证。

处方新解:本方证由忧悲郁结,致肝郁气滞,肝木横逆,令肝失

疏泄,侮传脾土,升降失常,谷气不循肠腑传导而反行旁窍则阴吹作声。治宜疏肝解郁,理气行滞。方中柴胡疏肝解郁;香附疏肝理气;川芎行气活血止痛;陈皮、枳壳理气行滞;芍药、甘草养血柔肝,缓急止痛;石决明、何首乌、郁李仁润肠通腑;木香、延胡索行气止痛;天花粉、生地滋阴养液;甘草调和诸药。诸药合用,共奏疏肝解郁、理气行滞之功。

# 第九章　乳房疾病

## 第一节　乳房发育不良

### 一、吴氏治疗乳房发育不良肾气虚证方

处方:右归丸(《景岳全书》)加紫河车 15 g　桔梗 10 g

主治:乳房发育不良肾气虚证。

处方新解:本方证是因先天肾气不足,天葵不至或至而不盛,冲任失濡,肾精冲血不能上荣乳房,乳房未得到充分发育而致。治宜添精补肾,益冲壮乳。全方为温补肾气、补益肾精之剂,加血肉有情之品紫河车和疏通乳络之桔梗,既补且通,共奏填精补肾、益冲壮乳之功。

### 二、吴氏治疗乳房发育不良脾胃虚弱证方

处方:圣愈汤(《兰室秘藏》)加白术 10 g　冬虫夏草 5 g　紫河车 15 g

主治:乳房发育不良脾胃虚弱证。

处方新解:本方证是由于饮食劳倦,损伤脾胃,化源不足;或崩漏带下,日久不愈,耗伤阴血,气血不复,任脉不通,冲脉不盛,气虚血少,不能上奉,乳房脉络失养而致。治宜健脾强胃,补血发乳。方中四物(熟地、当归、白芍、川芎)气血双补,人参、黄芪、白术健脾益气,使脾胃健,化源足,水谷精微能上荣乳房,再加血肉有情之品紫河车、冬虫夏草补益发乳。诸药合用,共奏健脾强胃、补血发乳之效。

### 三、吴氏治疗乳房发育不良肝郁气滞证方

处方:逍遥散(《太平惠民和剂局方》)加穿山甲 15 g　路路通 15 g　王不留行 15 g　郁金 10 g

主治:乳房发育不良肝郁气滞证。

处方新解:本方证是因素多抑郁,肝郁不舒,气机不畅,阻碍乳络发育而成。治宜健脾强胃,补血发乳。全方重在疏肝郁养血健脾,使肝郁得解,血虚得养,脾虚得补,加穿山甲、王不留行、路路通疏通乳络,郁金疏肝行气。诸药合用,共奏健脾强胃、补血发乳之功。

## 第二节　急性乳腺炎

### 一、吴氏治疗急性乳腺炎炎症期证方

处方:防风通圣散(《宣明论方》)加王不留行 15 g　穿山甲 15 g　漏芦 10 g　皂角刺 10 g　蒲公英 10 g

主治:急性乳腺炎炎症期。

处方新解:乳房属胃,乳头属肝,凡急性乳腺炎初发每每多由肝气郁结,胃热壅滞,或外邪侵袭,乳络阻塞不通,乳汁郁积化热,外有表邪,内有瘀热而致病。治宜解表疏肝,泻热清胃,内外分消。方中以防风、麻黄、芥穗、薄荷疏风解表,使风邪从汗而解;以大黄、芒硝泻热通便,使里热积滞从大便而解;配滑石、栀子清湿利尿,引邪热从小便排出;用黄芩、石膏、连翘清泻肺胃积热;蒲公英清热解毒,消肿散结;加入川芎、白芍、当归养血和血,白术健脾燥湿,穿山甲、王不留行、皂角刺、漏芦通乳散结,甘草调和诸药。诸药配合,共奏解表疏肝、泻热清胃、内外分消之效。

### 二、吴氏治疗急性乳腺炎脓肿形成期证方

处方:蒲公英10 g　白花蛇舌草10 g　皂角刺10 g　山慈姑10 g　野菊花10 g　金银花15 g

主治:急性乳腺炎脓肿形成期证。

处方新解:本方证是因乳汁邪毒壅于乳房,失治误治,治疗拖延,气分之热毒浸淫及血,热伤乳络血脉,肉腐成脓而成。治宜清热解毒,通乳透脓。蒲公英、野菊花、金银花、山慈姑、白花蛇舌草清热解毒,消痈肿散风邪;配合皂角刺通乳散结,托脓外出。诸药合用,共奏清热解毒、通乳透脓之功。

### 三、吴氏治疗急性乳腺炎脓肿破溃期证方

处方:瓜蒌15 g　路路通15 g　蒲公英10 g　紫花地丁10 g　王不留行10 g　牛膝10 g　藕节15 g　川楝10 g　延胡索10 g

主治:急性乳腺炎脓肿破溃期证。

处方新解:本方证为热瘀壅阻乳络,血败肉腐化脓,乳络损伤破溃于表而成。治宜排脓生肌,清除余毒。方中瓜蒌活血消痈,消肿止痛,路路通、王不留行通乳排脓,配合蒲公英、紫花地丁清热解毒,牛膝活血通经,川楝、延胡索活血行气止痛,藕节收敛生肌。诸药合用,共奏排脓生肌、清除余毒之功。

### 四、吴氏治疗急性乳腺炎气滞热壅证方

处方:仙方活命饮(《校正妇人良方》)加酒大黄10 g　元参10 g　路路通15 g　丝瓜络10 g　全瓜蒌15 g　王不留行10 g

主治:急性乳腺炎气滞热壅证。

处方新解:本方证是因情志不畅,肝气郁结,失于疏泄,使乳络闭阻不畅,郁而化热而成。治宜疏肝清热,通乳消肿。方中金银花、甘草清热解毒;当归、赤芍、乳香、没药散瘀止痛;陈皮理气以助

血行;防风、白芷疏风散结消肿;贝母、天花粉清热排脓,散结消肿;炮山甲、皂角刺穿透经络,溃坚排脓;路路通、丝瓜络、全瓜蒌、王不留行通乳散结止痛;元参清热凉血,泻火解毒;酒大黄借其通瘀而行周身,助药力直达病所。诸药合用,共奏疏肝清热、通乳消肿之功。

### 五、吴氏治疗急性乳腺炎热毒炽盛证方

处方:托里散(《沈氏女科辑要》)加穿山甲 15 g   蒲公英 10 g 紫花地丁 10 g   野菊花 10 g

主治:急性乳腺炎热毒炽盛证。

处方新解:本方证多因饮食不节,脾胃运化失司,阳明胃热壅滞,导致乳络阻塞结块,化热酿脓而致。治宜清热解毒,托里透脓。方中金银花清热解毒,消散痈肿;紫花地丁、蒲公英、野菊花清热解毒,凉血消肿散结;穿山甲、皂角刺托里透脓,大黄、芒硝、牡蛎清热泻火散结,赤芍、当归行气活血止痛。诸药合用,共奏清热解毒、托里透脓之效。

### 六、吴氏治疗急性乳腺炎正虚毒恋证方

处方:人参养荣汤(《太平惠民和剂局方》)加柴胡 10 g   夏枯草 10 g   白薇 10 g   败酱草 10 g   桑白皮 10 g   白芷 10 g

主治:急性乳腺炎正虚毒恋证。

处方新解:产妇体虚汗出,或露胸哺乳外感风邪,或婴儿含乳而睡,口中热毒之气侵入乳孔,使乳络郁滞不通而致本病。治宜益气和营托毒。方中以大剂补气益血养营之品,配以柴胡、夏枯草、败酱草、桑白皮清热解毒,透邪外出,白薇、白芷消肿排脓,解毒疗疮。诸药合用,共奏益气和营托毒之功。

# 第三节　乳癖(乳腺结构不良)

## 一、吴氏治疗乳癖肝郁气滞证方

处方:逍遥散(《太平惠民和剂局方》)加贝母 10 g　牡蛎 30 g(先煎)　皂角刺 10 g　乌药 10 g　陈皮 10 g　橘核 10 g　郁金 10 g　王不留行 10 g　路路通 10 g

主治:乳癖肝郁气滞证。

处方新解:本方证由情志不遂,久郁伤肝,或受到精神刺激,急躁易怒,导致肝气郁结,气机阻滞于乳房,经脉阻塞不通引发本病。治宜疏肝解郁,活血止痛,消肿散结。方中柴胡、郁金、陈皮、橘核、乌药疏肝解郁,理气止痛;当归、白芍养血柔肝;白术、茯苓健脾祛湿;薄荷清热肝经郁热;穿山甲、王不留行、路路通、贝母、牡蛎活血散瘀,消肿散结;炙甘草益气补中,缓肝之急。诸药合用,共奏疏肝解郁、活血止痛、消肿散结之效。

## 二、吴氏治疗乳癖痰瘀凝结证方

处方:海藻玉壶汤(《外科正宗》)加三棱 10 g　莪术 10 g　水蛭 10 g　皂角刺 10 g　山慈姑 10 g　猫爪草 10 g　白芷 10 g　冬瓜仁 10 g　败酱草 10 g

主治:乳癖痰瘀凝结证。

处方新解:本方证是因忧思伤脾,运化失司,痰湿内生,气滞痰凝,积聚于乳房胃络而成。治宜理气化痰,活血散结。方中海藻、昆布、海带、贝母、半夏、连翘化痰软坚散结;青皮、陈皮疏肝理气;白芍养阴敛肝;当归、川芎、独活活血以通经脉,配合理气和调,蜂房疏通经络;三棱、莪术、水蛭破血通经止痛;皂角刺、白芷通乳消肿;山慈姑、猫爪草、冬瓜仁、败酱草清热解毒;甘草调和诸药。诸药合用,共奏理气化痰、活血散结之功。

### 三、吴氏治疗乳癖肝郁化火证方

处方:丹栀逍遥散(《外科摘要》)加茜草 10 g　侧柏叶 10 g
炒山栀子 10 g　旱莲草 10 g　地榆 10 g

主治:乳癖肝郁化火证。

处方新解:本方证由情志不遂,久郁伤肝,或受到精神刺激,急躁易怒,导致肝气郁结,肝气郁久化火,热灼津液为痰而致病。治宜疏肝解郁,凉血散结。方中柴胡疏肝解郁,理气止痛;丹皮、炒山栀、侧柏叶、茜草、旱莲草、地榆清热凉血散结;当归、白芍养血柔肝;薄荷清热肝经郁热;白术、茯苓健脾祛湿;炙甘草益气补中,缓肝之急。诸药合用,共奏疏肝解郁、凉血散结之效。

# 第四节　乳腺癌

### 吴氏治疗乳腺癌证方

处方:大黄蟅虫丸(《金匮要略》)加云南白药 3 g　片仔癀十分之二瓶　川楝 15 g　延胡索 10 g

主治:乳腺癌证。

处方新解:本方证主要是因情志失调、饮食不节、冲任失调或先天禀赋不足引起机体阴阳平衡失调、脏腑失和而发病。治宜活血祛瘀,补虚养血,虚实并治。方中大黄、桃仁、干漆、虻虫、水蛭、蛴螬、蟅虫、云南白药、片仔癀大队活血化瘀,配以地黄、芍药、甘草和养其虚,川楝、延胡索活血行气止痛。诸药合用,共奏活血祛瘀、补虚养血、虚实并治之功。

# 第五节　乳溢

## 一、吴氏治疗乳溢气血两虚证方

处方:十全大补汤(《太平惠民和剂局方》)加芡实 10 g　五味子 10 g　牡蛎 30 g(先煎)

主治:乳溢气血两虚证。

处方新解:本方证由饮食劳倦伤脾,脾胃虚弱,中气不足,胃气不固,摄纳无权,乳汁随化随出而致乳汁自流不止。治宜补气益血,固摄敛乳。十全大补汤为八珍汤加黄芪、肉桂大补气血,气血旺盛,胃气得固,乳汁自当不出;芡实、五味子、牡蛎固精敛涩。全方共奏补气益血、固摄敛乳之效。

## 二、吴氏治疗乳溢肝经郁热证方

处方:丹栀逍遥散(《内科摘要》)去薄荷 10 g　生姜 10 g　加生麦芽 20 g　蒲公英 15 g　橘核 10 g　合欢皮 10 g　酸枣仁 10 g

主治:乳溢肝经郁热证。

处方新解:恚怒伤肝,肝火亢盛,乳头属足厥阴肝经所主,火盛则令肝之疏泄太过,迫乳外溢。治宜疏肝解郁,清热敛乳。方中丹栀逍遥散疏肝清热,去生姜、薄荷之辛散,配生麦芽、酸枣仁收敛回乳,蒲公英、橘核、合欢皮清热疏肝理气。诸药合用,共奏疏肝解郁、清热敛乳之效。

## 第六节　乳衄

### 一、吴氏治疗乳衄肝经郁热证方

处方:柴胡清肝汤(《医宗金鉴》)加大蓟 10 g　小蓟 10 g　三七粉 10 g(分冲)　仙鹤草 10 g　川楝子 10 g　郁金 10 g　延胡索 10 g　穿山甲 15 g(先煎)　牡蛎 15 g(先煎)　夏枯草 10 g　贝母 10 g

主治:乳衄肝经郁热证。

处方新解:本证由忧思郁怒,肝气不舒,郁久化火,热灼血络,迫血妄行而致病。治宜疏肝解郁,凉血止血。方中柴胡、川楝子、郁金、延胡索疏肝解郁,理气止痛;川芎、当归、白芍、生地黄补血调血;黄芩、山栀、天花粉清热凉血;防风、牛蒡子、连翘清热解毒;配以大蓟、小蓟、三七粉、仙鹤草凉血止血,穿山甲、夏枯草、牡蛎、贝母通乳消痈散结;甘草调和诸药。诸药合用,共奏疏肝解郁、凉血止血之功。

### 二、吴氏治疗乳衄脾胃气虚证方

处方:归脾汤(《校注妇人良方》)加茜草根 10 g　乌贼骨 15 g　五灵脂 10 g　牡蛎 30 g(先煎)　制南星 10 g　山慈菇 15 g

主治:乳衄脾胃气虚证。

处方新解:本方证是因思虑伤脾,胃失和降,脾不统摄,血不循经,溢于乳窍所致。治宜健脾和胃,养血止血。方中以参、芪、术、草大队甘温之品补脾益气,当归、龙眼肉、茯苓、酸枣仁、远志养血宁心安神,木香理气醒脾,茜草根、乌贼骨收敛止血,五灵脂、牡蛎、制南星、山慈菇化瘀消肿止血。诸药合用,共奏健脾和胃、养血止血之效。

### 三、吴氏治疗乳衄痰凝血瘀证方

处方:膈下逐瘀汤(《医林改错》)加贝母15 g　三七粉10 g(分冲)

主治:乳衄痰凝血瘀证。

处方新解:脾能运行水液,肝气条达可推动血液的流行通利;脾虚不运,肝气郁滞,则水液行迟,血结不行,形成痰凝血瘀;痰、瘀阻塞乳络,络中血液不循常道,从而外溢,发为乳衄。治宜行气化痰,祛瘀止衄。方中桃仁、红花、赤芍、当归、川芎活血祛瘀止痛,延胡索、香附、乌药、枳壳疏肝行气止痛,贝母、三七粉软坚散结、化瘀止血,五灵脂、丹皮活血行气止痛,甘草调和诸药。诸药合用,共奏行气化痰、祛瘀止衄之功。

# 第十章　老年妇科病

## 第一节　老年经断复行

### 一、吴氏治疗老年经断复行气虚证方

处方:安老汤(《傅青主女科》)加续断 10 g　杜仲 10 g　贯众炭 15 g　鹿胶 10 g(分冲)

主治:老年经断复行气虚证。

处方新解:素体虚弱,或思虑劳倦过度,或饮食失调致脾气不足,统摄无权,冲任不固而经断复来。治宜健脾调肝,安冲止血。方中党参、白术健脾益气;黄芪补益中气,升清阳;熟地、山茱萸、当归滋补阴血;阿胶固冲止血;制香附疏肝理气;木耳炭、贯众炭固涩止血;黑荆芥穗疏风止血;续断、杜仲补益肝肾,调理冲任;鹿胶补肝肾,益精血;甘草调和诸药。诸药相配,共奏健脾调肝、安冲止血之功。

### 二、吴氏治疗老年经断复行血热证方

处方:益阴煎(《医宗金鉴》)去砂仁加女贞子 10 g　旱莲草 10 g　茜草 10 g　乌贼骨 15 g

主治:老年经断复行血热证。

处方新解:本方证是因肾阴亏虚,水不荣木,复为情志所伤,肝郁化热,热邪扰及冲任,血海不宁,阴血下走以致经断而又复行。治宜养阴清热,凉血止血。方中生地、茜草清热凉血止血;知母、黄

167

柏滋阴清热泻火;生龟板、乌贼骨固冲止血;少佐砂仁养胃醒脾,行气宽中;女贞子、旱莲草滋养肝肾而止血;炙甘草调和诸药。诸药合用,共奏养阴清热、凉血止血之功。

# 第二节　老年性阴道炎

## 一、吴氏治疗老年性阴道炎阴虚为主证方

处方:知柏地黄丸(《症因脉治》)去山茱萸加茵陈 10 g　琥珀末 10 g(分冲)　首乌 10 g　当归 10 g　枸杞 10 g

主治:老年性阴道炎阴虚为主证。

处方新解:年老体弱,肾气渐乏,天葵竭,阴精耗伤,肝肾阴血亏损而致本病。治宜滋阴降火,固涩止带。方中以熟地、山药、枸杞滋补肝肾之阴,知母、黄柏清虚热,泽泻配熟地补肾泻浊,茯苓配山药健脾利湿。去原方中之收湿碍邪的山茱萸,加茵陈以增加其清热利湿之功,当归、丹皮、首乌、琥珀末养血清热祛风。全方既清热利湿以祛邪,又滋补肝肾以扶正,做到扶正而不留邪,祛邪而不伤正,扶正祛邪,攻补兼施。

## 二、吴氏治疗老年性阴道炎湿热兼肾阴虚证方

处方:四妙散(《成方便读》)和二至丸(《医方集解》)加土茯苓 21 g　贯众 10 g　蒲公英 10 g　椿根皮 10 g

主治:老年性阴道炎湿热兼肾阴虚证。

处方新解:本方证是因肾亏体虚,湿热秽毒之邪乘虚入侵而致。治宜清热利湿,滋阴补肾。方中苍术、黄柏清热燥湿;牛膝能补肝肾,强筋骨,引药下行;薏苡仁渗湿降浊;女贞子、旱莲草滋养肝肾;蒲公英、土茯苓、贯众、椿根皮清热解毒。诸药合用,共奏清热利湿、滋阴补肾之功。

# 第三节　老年女阴干涩

## 一、吴氏治疗老年女阴干涩肝肾阴虚、精血不足证方

处方：当归 10 g　白芍 10 g　熟地 10 g　淮山 15 g　首乌 10 g　女贞子 10 g　茯苓 10 g　泽泻 10 g　山萸 10 g　丹皮 10 g

主治：老年女阴干涩肝肾阴虚、精血不足证。

处方新解：本方证是由于年老体弱，肝肾亏虚，精血不足，阴道失于濡润而致。治宜滋补肝肾，填精益血。方中熟地、山萸、淮山、女贞子、首乌为补肾滋阴润燥之品直捣病之主穴；当归、白芍、丹皮养血活血，使得精血相生，亦能补而不滞；泽泻配熟地补肾泻浊，茯苓配淮山健脾利湿。诸药合用，共奏滋补肝肾、填精益血之功。

## 二、吴氏治疗老年女阴干涩脾肾阳虚、精血不足证方

处方：五子衍宗丸（《医学入门》）合八珍汤（《正体类要》）去车前子加制首乌 15 g　女贞子 10 g

主治：老年女阴干涩脾肾阳虚、精血不足证。

处方新解：本方证是由于年老体弱，脾肾亏虚，精血不足，不能濡润阴道而致。治宜温补脾肾，填精益血。方中以参、芪、术、草大队甘温之品补脾益气，熟地、女贞子、首乌补肾滋阴润燥，枸杞子、菟丝子补肾益精，覆盆子、五味子助阳止遗，当归、白芍、川芎养血活血。诸药合用，共奏温补脾肾、填精益血之功。

# 第四节　老年皮肤瘙痒症

## 一、吴氏治疗老年皮肤瘙痒血虚证方

处方:地黄饮(《医宗金鉴》)加白鲜皮 10 g　鱼腥草 10 g　紫花地丁 10 g　野菊花 10 g

主治:老年皮肤瘙痒血虚证。

处方新解:本方证是由久病体弱,气血亏虚,风邪乘虚外袭,血虚易生风,肌肤失养而致病。治宜益气养血,祛风止痒。方中当归补血、活血、润燥;何首乌、丹皮补肝益肾,养血祛风;生地黄滋阴补血;白蒺藜、僵蚕、白鲜皮疏风止痒;红花行气活血;鱼腥草、紫花地丁、野菊花清热解毒;甘草调和诸药。诸药合用,共奏益气养血、祛风止痒之效。

## 二、吴氏治疗老年皮肤瘙痒血热证方

处方:当归六黄汤(《兰室秘藏》)加苦参 10 g　天花粉 10 g

主治:老年皮肤瘙痒血热证。

处方新解:年老体弱,阴血亏虚,阴虚则生内热,热盛灼阴,不能濡养肌肤而致病。治宜滋阴清热,养血止痒。方中当归、生地、熟地滋阴养血,黄芩、黄连、黄柏泻上、中、下焦之火,配合苦参祛风止痒,天花粉清热凉血。诸药合用,共奏滋阴清热、养血止痒之效。

## 三、吴氏治疗老年皮肤瘙痒湿热证方

处方:二妙散(《丹溪心法》)合消风散(《外科正宗》)加沙参 10 g　白术 10 g　茯苓 10 g　茜草 10 g　地肤子 10 g　滑石 15 g

主治:老年皮肤瘙痒湿热证。

处方新解:本方证是由饮食不节,过食辛辣、油腻,损伤脾胃,湿热内生,化热生风,内不得疏泄,外不得透达,郁于皮肤腠理而发病。治宜清热利湿,解毒止痒。方中苍术、黄柏、苦参清热燥湿,木通渗利湿热,茯苓健脾利湿,茜草、地肤子祛风止痒,荆芥、防风、牛蒡子、蝉蜕疏风散邪,石膏、知母、滑石清热泻火,沙参滋阴清热,当归、生地、胡麻仁养血活血,并寓"治风先治血,血行风自灭"之意,甘草清热解毒,和中调药。诸药合用,共奏清热利湿、解毒止痒之效。

### 四、吴氏治疗老年皮肤瘙痒血瘀证方

处方:川芎5 g 当归10 g 赤芍10 g 生地10 g 桃仁10 g 红花10 g 白蒺藜10 g 蝉衣8 g 防风10 g 龟胶10 g 甘草5 g

主治:老年皮肤瘙痒血瘀证。

处方新解:本方证是因年老体弱,血行障碍,气血不能濡养肌肤而致。治宜养血活血,疏风止痒。当归、生地、龟胶养血活血,并寓"治风先治血,血行风自灭"之意,防风、白蒺藜、蝉衣疏风散邪止痒,川芎、赤芍、桃仁、红花活血化瘀,甘草和中调药。诸药合用,共奏养血活血、疏风止痒之效。

## 第五节 绝经后骨质疏松症

### 一、吴氏治疗绝经后骨质疏松症肾阴亏虚证方

处方:左归丸(《景岳全书》)加白芍 10 g 鸡血藤 15 g 当归 10 g 桑葚子 10 g 女贞子 10 g 旱莲草 10 g

主治:绝经后骨质疏松症肾阴虚证。

处方新解:绝经后肾阴虚弱,精血不足,不能充骨生髓,而形成骨质疏松。治宜补肾填精益髓。方中熟地、山萸肉、山药滋补肝

肾,为六味地黄丸中"三补";配龟胶、鹿胶填补肾中阴阳;枸杞、菟丝子、女贞子、旱莲草补肝肾,益冲任;川牛膝补肝肾;白芍养血柔肝;桑葚子补肝肾,强筋骨;鸡血藤、当归行血补血,舒筋活络。全方为壮水填精、补益冲任之剂,共奏补肾填精益髓之功。

# 第十一章　女性生殖器官肿瘤

## 第一节　子宫肌瘤

### 一、吴氏治疗子宫肌瘤瘀血证方

处方:大黄䗪虫丸(《金匮要略》)加炒蒲黄 10 g　炒五灵脂 10 g　三七粉 10 g(分冲)　桂枝 10 g　醋山甲 15 g

主治:子宫肌瘤瘀血证。

处方新解:情志内伤,冲任阻滞,血行受阻,气聚血凝,积而成块。治宜活血破瘀,消癥散结。方中大黄逐瘀攻下,䗪虫攻下积血,桃仁、干漆、水蛭、虻虫、蛴螬、炒蒲黄、炒五灵脂、三七粉、醋山甲助大黄、䗪虫活血通络,攻逐瘀血。生地、芍药养血滋阴,桂枝温通经脉,甘草和中补虚,调和诸药以缓和诸破血药过于峻猛伤正。诸药合用,共奏活血破瘀、消癥散结之功。

### 二、吴氏治疗子宫肌瘤寒湿凝结证方

处方:桂枝茯苓丸(《金匮要略》)加野番茄根 15 g　血竭 10 g

主治:子宫肌瘤寒湿凝结证。

处方新解:寒湿内结,阻滞冲任胞宫,血行受阻,日久成块。治宜温经散寒,活血消癥。方中桂枝温经散寒,赤芍、丹皮、桃仁活血化瘀消癥,茯苓健脾利湿,野番茄根、血竭活血散瘀。诸药合用,共奏温经散寒、活血消癥之功。

173

### 三、吴氏治疗子宫肌瘤痰瘀互结证方

处方:开郁二陈汤(《万氏妇人科》)合消瘰丸(《医学心悟》)加鳖甲 30 g(先煎)　枳实 10 g　鸡内金 20 g

主治:子宫肌瘤痰瘀互结证。

处方新解:本方证是由于饮食不节,过食肥甘厚味,日久损伤脾气,脾胃运化水谷精微物质能力受损,水湿浊气内停,积聚成痰,痰湿下注冲任,阻滞胞脉,痰瘀互结,渐积成块。治宜理气化痰,活血消癥。方中二陈汤化痰燥湿,和胃健脾;苍术燥湿健脾,香附、青皮、木香理气行滞,茯苓、槟榔健脾和胃,莪术活血消癥,甘草、元参、牡蛎、贝母化瘀软坚散结,川芎活血养血通经。诸药合用,共奏理气化痰、活血消癥之功。

# 第二节　子宫颈癌

详见《妇科肿瘤预测学》。

# 第三节　子宫体癌

## 一、吴氏治疗子宫体癌气滞血瘀证方

处方:香棱丸(《济生方》)加香附 10 g　延胡索 10 g　生蒲黄 10 g　三七粉 10 g(分冲)　砂仁 10 g

主治:子宫体癌气滞血瘀证。

处方新解:本方证是因肝郁气滞,七情亏损,五脏气血乖逆,怒伤肝,忧思伤脾,疏泄失常,气血郁滞而成。治宜行气活血,化瘀消癥。方中木香、丁香、茴香温经理气,疏通脉络气机;青皮、枳壳疏肝解郁,行气消胀;川楝子、砂仁行气止痛,佐三棱破血中之滞;莪

术逐气分之血瘀,配合香附、延胡索、生蒲黄、三七粉加强其活血软坚消癥的作用。诸药合用,共收行气活血、化瘀消癥之功效。

注:本方只用于手术禁忌或不愿手术者。

### 二、吴氏治疗子宫体癌气血两虚证方

处方:人参养荣汤(《太平惠民和剂局方》)去肉桂加砂仁 10 g 鸡内金 15 g  金银花 10 g  连翘 10 g

主治:子宫体癌气血两虚证。

处方新解:本方证是由于饮食内伤,致脏腑功能失调,气血亏虚,日久并瘀并滞,胶着难解,留滞冲任胞宫而致。治宜健脾和胃;补气养血。方中人参大补元气,健脾和胃,配黄芪、白术、茯苓、炙甘草补中益气,以益气血生化之源;当归、熟地、白芍补血和营,陈皮理气行滞,远志、五味子宁心安神,砂仁、鸡内金和胃健脾,金银花、连翘清热解毒,炙甘草调和诸药。诸药合用,共收健脾和胃、补气养血之功效。

### 三、吴氏治疗子宫体癌热毒炽盛证方

处方:五味消毒饮(《医宗金鉴》)加天花粉 15 g  败酱草 10 g

主治:子宫体癌热毒炽盛证。

处方新解:本方证是因外感湿热,邪毒凝聚,阻塞胞络日久而致。治宜清热解毒。方中以金银花、野菊花、蒲公英、紫花地丁、紫背天葵、败酱草、天花粉清热解毒,直捣病穴。

# 第四节  卵巢肿瘤

### 一、吴氏治疗卵巢肿瘤脾虚痰湿证方

处方:胃苓汤(《太平惠民和剂局方》)加肉桂粉 5 g(分冲)  益

母草 10 g　桃仁 10 g　升麻 10 g　党参 10 g　乌贼骨 15 g　莪术 10 g　没药 10 g

主治:卵巢肿瘤脾虚痰湿证。

处方新解:本方证是因饮食不节,损伤脾胃,健运失职,湿浊内停,聚而为痰,痰湿下注冲任,阻滞胞络,痰血搏结,日久而致。治宜健脾利湿,化痰散结。方中苍术燥湿健脾,使湿去则脾运有权,脾健则湿邪得化;配伍厚朴行气以除湿,燥湿以运脾,泽泻、茯苓、猪苓利水渗湿;佐以白术和茯苓,健脾以运化水湿,桂枝温阳化气以助利水,陈皮理气化痰,益母草、桃仁活血通经,升麻清热解毒,党参益气托毒,乌贼骨软坚散结,莪术、没药破血消癥。诸药合用,共奏健脾利湿、化痰散结之功。

### 二、吴氏治疗卵巢肿瘤肾虚湿盛证方

处方:肾气丸(《金匮要略》)加女贞子 10 g　菟丝子 10 g　枸杞 10 g　仙茅 10 g　仙灵脾 10 g　党参 10 g　黄芪 10 g　香附 10 g　郁金 10 g

主治:卵巢肿瘤肾虚湿盛证。

处方新解:本方证是因多产早产,或久病失治误治,导致肾气亏虚,肾阳不足,痰湿内盛,冲任失调,气血不通,瘀积胞宫,日久结为本病。治宜补肾活血,消癥散结。方中附子、桂枝补肾阳之虚,助气化之复;地黄、山茱萸、山药补肾填精,温肾助阳;党参、黄芪补气健脾,泽泻、茯苓利水渗湿;配桂枝温化痰饮,丹皮养血清热,女贞子、枸杞子、菟丝子滋补肝肾,仙茅、仙灵脾温补肾阳,香附、郁金行气消癥散结。诸药合用,共奏补肾活血、消癥散结之功。

### 三、吴氏治疗卵巢肿瘤气血虚弱证方

处方:八珍汤(《正体类要》)合桂枝茯苓丸(《金匮要略》)加续断 10 g　桑寄生 10 g　杜仲 10 g　败酱草 10 g　夏枯草 10 g

主治:卵巢肿瘤气血虚弱证。

处方新解:本方证是因本脏腑功能失调,气血亏虚,日久并瘀并滞,胶着难解,留滞冲任胞宫而致。治宜补气养血,活血化瘀。方中桂枝配茯苓,温阳化气行水;丹皮、桃仁、芍药、川芎活血化瘀;黄芪、白术、茯苓、炙甘草补中益气,以益气血生化之源;当归、熟地、白芍补血和营;少佐败酱草、夏枯草清热散结,续断、桑寄生、杜仲滋补肝肾。诸药合用,共奏补气养血、活血化瘀之功。

### 四、吴氏治疗卵巢肿瘤气滞血瘀证方

处方:膈下逐瘀汤(《医林改错》)加黄芪10 g 党参15 g 熟地15 g 白芍10 g 川断10 g 桑寄生10 g 败酱草10 g 夏枯草10 g 海藻10 g

主治:卵巢肿瘤气滞血瘀证。

处方新解:本方证多因情志不舒,导致肝气郁结,气血运行受阻,滞于冲任胞宫,最终结块积于小腹而致。治宜活血化瘀,理气消癥。方中桃仁、红花、赤芍、当归、川芎活血祛瘀止痛,延胡索、香附、乌药、枳壳疏肝行气止痛,化瘀止血,黄芪、党参益气托毒外出,夏枯草、败酱草、海藻清热软坚散结,五灵脂、丹皮活血行气止痛,川断、桑寄生活血通经,白芍柔肝缓急止痛,甘草调和诸药。诸药合用,共奏活血化瘀、理气消癥之功。

### 五、吴氏治疗卵巢肿瘤寒湿凝郁证方

处方:阳和汤(《外科证治全生集》)合山慈姑15 g 皂角刺10 g 白花蛇舌草10 g 半枝莲10 g 牡蛎30 g

主治:卵巢肿瘤寒湿凝郁证。

处方新解:本方证是因素体阳虚,寒从内生,而致寒客于胞宫经脉,阻滞气血运行,遂致瘀积胞宫,日久形成本病。治宜温阳补血,活血化瘀,软坚散结。方中重用熟地以温补营血;肉桂温阳散

寒,通畅气血;鹿角胶为血肉有情之品,生精补髓,养血助阳;麻黄、白芥子通阳导滞而散结;山慈姑、白花蛇舌草、半枝莲清热解毒;牡蛎咸寒,配合皂角刺软坚散结;加之甘草解毒而调诸药,通经脉而利血气。全方共奏温阳补血、活血化瘀、软坚散结之功。

### 六、吴氏治疗卵巢肿瘤湿热邪毒证方

处方:生地黄15 g　赤白芍各10 g　刘寄奴10 g　半枝莲15 g　败酱草10 g　鸡内金10 g　当归10 g　黄药子10 g　泽漆10 g　夏枯草10 g　甘草5 g　黄芪15 g　党参10 g　太子参10 g　白术10 g　北沙参10 g　龟甲20 g　麦冬10 g　玉竹10 g　远志10 g　柏子仁10 g

主治:卵巢肿瘤湿热邪毒证。

处方新解:本方证是因房事不禁,感染湿热邪毒,入里化热,与血搏结,瘀阻冲任,结于胞脉而成。治宜清热利湿,化瘀消癥。方中黄药子化痰散结,消肿解毒,为治疗癌肿之要药;刘寄奴善于破血消散,泽漆化痰攻破,夏枯草、鸡内金有软坚之力,当归、赤芍祛瘀活血,半枝莲善抗癌肿,生地、白芍滋阴柔肝,败酱草清热活血,远志、五味子宁心安神。偏于气虚者,加黄芪、党参、太子参、白术补气健脾;偏于阴虚内热者,加北沙参、龟甲、麦冬、玉竹滋阴清热。甘草解毒并调和诸药。诸药合用,共奏清热利湿、化瘀消癥之功。

# 第五节　阴道腺病

### 一、吴氏治疗阴道腺病

详见《妇科肿瘤预测学》。

# 第六节 绒毛腺癌

## 一、吴氏治疗绒毛腺癌气结血瘀证方

处方:桂枝茯苓丸(《金匮要略》)加土茯苓21 g 半枝莲15 g 山慈姑15 g 白花蛇舌草15 g

主治:绒毛腺癌气结血瘀证。

处方新解:本方证多因情志不舒,导致肝气郁结,气血运行受阻,滞于冲任胞宫而致。治宜活血化瘀,理气散结。方中桂枝配茯苓温阳化气,丹皮、桃仁、芍药活血化瘀,半枝莲善抗癌肿,山慈姑、白花蛇舌草、土茯苓清热解毒,消肿散结。诸药合用,共奏活血化瘀、理气散结之功。

## 二、吴氏治疗绒毛腺癌瘀热成毒证方

处方:桃仁承气汤(《温病条辨》)加土茯苓21 g 半枝莲10 g 白花蛇舌草15 g 蚤休10 g 蒲公英10 g 薏苡仁15 g 鱼腥草10 g 白茅根10 g

主治:绒毛腺癌瘀热成毒证。

处方新解:本方证是因感染湿热邪毒,入里化热,与血搏结,瘀阻冲任,结于胞脉而成。治宜清热解毒,化瘀消癥。方中桃仁活血破瘀,大黄下瘀泻热,芒硝泻热软坚,桂枝温通血脉,半枝莲善抗癌肿,白花蛇舌草、土茯苓、蚤休清热解毒,消肿散结,蒲公英、鱼腥草、白茅根清热活血,薏苡仁健脾和胃。诸药合用,共奏清热解毒、化瘀消癥之功。

## 三、吴氏治疗绒毛腺癌肝肾阴虚证方

处方:六味地黄丸(《小儿药证直诀》)加天花粉10 g 黄精

10 g　薏苡仁 15 g　白花蛇舌草 15 g

主治:绒毛腺癌肝肾阴虚证。

处方新解:本方证是由于久病或年老体弱,肝肾不足,阴血亏虚,冲任二脉功能失调,阻塞胞脉而成。治宜滋补肝肾,化瘀散结。地黄、山茱萸、山药补肾填精,温肾助阳,配伍泽泻利湿泄浊,并防熟地黄之滋腻恋邪;牡丹皮清泻相火,并制山茱肉之温涩;茯苓淡渗脾湿,并助山药之健运;天花粉、白花蛇舌草清热散结;薏苡仁健脾和胃;黄精补气益阴健脾。诸药合用,共奏滋补肝肾、化瘀散结之功。

### 四、吴氏治疗绒毛腺癌气血两虚证方

处方:十全大补汤(《太平惠民和剂局方》)加半枝莲 10 g　白花蛇舌草 15 g　佛手 10 g　砂仁 10 g　败酱草 10 g

主治:绒毛腺癌气血两虚证。

处方新解:本方证是因本脏腑功能失调,气血亏虚,日久并瘀并滞,胶着难解,留滞冲任胞宫而致。治宜补益气血,化瘀消癥。方中党参、黄芪、白术、茯苓、炙甘草补中益气,以益气血生化之源;当归、熟地、白芍、川芎补血和营;肉桂补火助阳,引火归原;半枝莲善抗癌肿;白花蛇舌草、败酱草清热解毒,消肿散结;佛手、砂仁理气健脾。诸药合用,共奏补益气血、化瘀消癥之功。

# 第七节　子宫肉瘤

### 一、吴氏治疗子宫肉瘤气滞血瘀证方

处方:大黄䗪虫丸(《金匮要略》)加桂枝 10 g　茯苓 10 g

主治:子宫肉瘤气滞血瘀证。

处方新解:本方证多因情志不遂则气郁,气郁则冲任失调,血

瘀痰滞,留而不去,搏结成癥。治宜理气活血,化瘀消癥。方中大黄逐瘀攻下,蟅虫攻下积血,桃仁、干漆、水蛭、虻虫、蛴螬助大黄、蟅虫活血通络,攻逐瘀血;生地、芍药养血滋阴;桂枝温通经脉;茯苓健脾理气;甘草和中补虚,调和诸药以缓和诸破血药过于峻猛伤正。诸药合用,共奏理气活血、化瘀消癥之效。

## 二、吴氏治疗子宫肉瘤湿热瘀毒证方

处方:大黄牡丹汤(《金匮要略》)合四妙丸(《成方便读》)加红藤 10 g　蒲公英 10 g　败酱草 10 g

主治:子宫肉瘤湿热瘀毒证。

处方新解:本方证是因脾虚生湿,湿蕴化热,湿热注于胞宫,与瘀血互结化为邪毒所致。治宜清热解毒,化瘀散结。方中大黄泻热逐瘀;丹皮清热凉血,活血散瘀;苍术、黄柏清热燥湿;牛膝能补肝肾,强筋骨,引药下行;薏苡仁渗湿降浊;芒硝软坚散结;桃仁活血破瘀;冬瓜仁引湿热从小便而去;蒲公英、败酱草清热活血;红藤清热解毒散结。诸药合用,共奏清热解毒、化瘀散结之功。

# 第十二章 性传播疾病

## 第一节 淋病

### 一、吴氏治疗淋病湿热下注证方

处方:土茯苓21 g 金银花15 g 滑石30 g 连翘10 g 陈皮10 g 薏苡仁15 g 麦冬10 g 槐花10 g 栀子10 g 赤芍10 g 石苇10 g 琥珀粉10 g(分冲)

主治:淋病湿热下注证。

处方新解:本方证由不洁性交,以致湿热邪毒之气乘机侵袭而致病。治宜清热泻火,解毒除湿。方中土茯苓甘淡渗利,解毒除湿;金银花、连翘、栀子清热解毒;薏苡仁、滑石、石苇清热利湿;槐花、赤芍清热解毒,清肝明目;陈皮理气健脾,使气机调畅,以助除湿;麦冬养阴生津,清心除烦安神;琥珀粉宁心安神。诸药合用,共奏清热泻火、解毒除湿之功。

### 二、吴氏治疗淋病热毒证方

处方:金银花10 g 连翘10 g 红藤10 g 败酱草10 g 薏苡仁15 g 丹皮10 g 栀子10 g 赤芍10 g 桃仁10 g 延胡索10 g 川楝子10 g 乳香10 g 没药10 g

主治:淋病热毒证。

处方新解:本方证由宿娼恋色或感受湿热,久蕴化热毒,以致热毒之气由下焦前阴窍口入侵,阻滞于内,局部气血运行不畅,热毒内盛,精败肉腐,气化失司所致。治宜清热解毒,活血化浊。方中金银花、连翘、栀子清热解毒;红藤、败酱草清热解毒,活血止痛;薏苡仁清热利湿;丹皮、赤芍、桃仁清热凉血,活血祛瘀;延胡索、川楝子行气止痛;乳香、没药活血祛瘀止痛。诸药合用,共奏清热解毒、活血化浊之功。

### 三、吴氏治疗淋病阴虚血热证方

处方:知柏地黄丸(《症因脉治》)加白薇 10 g　生地 10 g　沙参 10 g　元参 10 g

主治:淋病阴虚血热证。

处方新解:本方证由宿娼恋色或湿热、热毒之邪蕴结于内,精败肉腐,气化失司,日久及肾,导致肾阴亏虚,瘀结于内而发病。治宜滋阴泻火,补益肝肾。方中熟地黄、山药、山茱萸益肝肾之阴;泽泻、茯苓健脾渗湿;丹皮清泻虚热;知母、黄柏滋阴泻火;白薇清热凉血;生地、沙参、元参养阴生津。诸药合用,共奏滋阴泻火、补益肝肾之功。

## 第二节　尖锐湿疣

### 一、吴氏治疗尖锐湿疣肝经湿热证方

处方:龙胆泻肝汤(《医宗金鉴》)加白花蛇舌草 10 g　黄柏 10 g　蒲公英 15 g

主治:尖锐湿疣肝经湿热证。

处方新解:本方证由性滥交或房事不洁,秽浊不洁,感受秽浊之毒,毒邪蕴聚生湿热,湿热循经下注而生疣状赘生物。治宜清热解毒,利湿化浊。方中龙胆草清热燥湿,泻肝火;栀子、黄芩清热燥湿;泽泻、木通、车前子渗湿泻热;当归、生地养血滋阴,使邪去而不

伤阴;柴胡疏肝解郁;白花蛇舌草、黄柏、蒲公英清热解毒利湿;甘草调和诸药。诸药合用,共奏清热解毒、利湿化浊之功。

### 二、吴氏治疗尖锐湿疣热毒蕴盛证方

处方:金银花15 g　连翘10 g　败酱草15 g　白花蛇舌草15 g　紫花地丁10 g　生地10 g　半枝莲10 g

主治:尖锐湿疣热毒蕴盛证。

处方新解:本方证由宿娟恋色或感受湿热,久蕴化热毒,以致热毒之气循经下注而致病。治宜清热解毒。方中金银花、连翘、白花蛇舌草、紫花地丁、半枝莲清热解毒;败酱草清热解毒,活血止痛;生地养阴生津。诸药合用,共奏清热解毒之功。

### 三、吴氏治疗尖锐湿疣瘀血阻滞证方

处方:桃红四物汤加三棱10 g　莪术10 g　贝母10 g　板蓝根15 g　虎杖15 g　薏苡仁10 g

主治:尖锐湿疣瘀血阻滞证。

处方新解:本方证由久病失治,或跌破损伤,积而内瘀,或肝气受侮,气滞血瘀,阻滞脉络,致新血不生,肝失所养形成尖锐湿疣。治宜活血养血,解毒利湿。方中桃仁、红花活血祛瘀;三棱、莪术破血行气消癥;川芎活血行气;贝母清热散结;板蓝根清热解毒;虎杖活血祛瘀,清热解毒利湿;薏苡仁清热利湿;熟地滋阴养血;当归补血活血;白芍养血益阴,缓急止痛。诸药合用,共奏活血养血、解毒利湿之效。

### 四、吴氏治疗尖锐湿疣脾虚湿浊证方

处方:胃苓汤(《丹溪心法》)加薏苡仁15 g　苦参15 g　车前子10 g　地肤子10 g　蒲公英15 g　黄柏10 g　败酱草10 g　紫花地丁10 g

主治:尖锐湿疣脾虚湿浊证。

处方新解:本方证由治疗不当,或反复发作,湿气困脾,或劳累过度,房事不洁,均可致脾气亏虚,运化失司,不能化湿利水,湿毒难去,缠绵难愈而致病。治宜健脾益气、利湿解毒。方中泽泻、猪苓利水渗湿;茯苓、白术健脾淡渗水湿;苍术辛香苦温,燥湿健脾;厚朴行气除满燥湿;陈皮理气和胃,燥湿醒脾;薏苡仁、车前子、苦参、地肤子清热利湿;蒲公英、黄柏清热解毒利湿;紫花地丁、败酱草清热解毒;甘草调和诸药。诸药合用,共奏健脾益气、利湿解毒之功。

# 第三节　梅毒

## 一、吴氏治疗疳疮(一期梅毒)型湿热下注证方

处方:龙胆泻肝汤加连翘 10 g　金银花 15 g　白花蛇舌草 15 g　生地 10 g　紫花地丁 10 g　枳实 10 g　大便秘结加大黄 10 g

主治:疳疮型湿热下注证。

处方新解:本方证由淫秽疫毒之气并湿热外感,浸淫肝经,循经下注阴器,气机阻滞,湿热疫毒之邪凝聚而致病。治宜清热解毒,利湿化斑。方中龙胆草清湿热,泻肝火;泽泻、木通、车前子淡渗泻热;当归、生地养血滋阴,使邪去而不伤阴;柴胡疏肝胆之气;连翘、金银花、白花蛇舌草、紫花地丁清热解毒;枳实苦辛微寒,长于破气滞;甘草调和诸药。诸药合用,共奏清热解毒、利湿化斑之功。

## 二、吴氏治疗疳疮(一期梅毒)热毒内蕴证方

处方:黄连解毒汤(《外台秘要》)合五味消毒饮(《医宗金鉴》)

加生地 15 g　蒲公英 10 g　半枝莲 10 g　白花蛇舌草 10 g　败酱草 10 g

主治:疳疮热毒内蕴证。

处方新解:本方证由淫秽之气并感受湿热,久蕴化热毒,以致热毒之气循经下注阴器,气机阻滞而致病。治宜泻火解毒。方中黄连、黄芩、黄柏、栀子、蒲公英、败酱草清热解毒利湿;金银花、菊花、蒲公英、紫花地丁、紫背天葵子、白花蛇舌草、半枝莲清热解毒;生地养阴生津。诸药合用,共奏泻火解毒之功。

### 三、吴氏治疗疳疮(一期梅毒)阴虚火旺证方

处方:知柏地黄丸(《症因脉治》)加丹参 10 g　赤芍 10 g

主治:疳疮阴虚火旺证。

处方新解:本方证由素体阴虚或久病伤阴或热毒内盛,热灼津伤,肝肾阴亏,精血不足,阴虚内热,气机阻滞而致病。治宜滋阴泻火,补益肝肾。方中熟地、山茱萸、山药滋补肝肾之阴;丹皮清热凉血;知母、黄柏滋阴泻火;茯苓、泽泻健脾利湿;丹参、赤芍活血化瘀,清热凉血。诸药合用,共奏滋阴泻火、补益肝肾之功。

### 四、吴氏治疗杨梅疮(二期梅毒)湿热毒瘀证方

处方:黄连解毒汤(《外台秘要》)加土茯苓 21 g　薏苡仁 15 g　丹皮 10 g　赤芍 10 g

主治:杨梅疮湿热毒瘀证。

处方新解:本方证感受湿热火毒之邪,或因房事不洁,感受秽浊之毒,湿热下注,湿热毒邪瘀结,郁阻肌肤,经络阻塞而致病。治宜清热解毒,利湿化瘀。方中黄连、黄芩、黄柏、栀子清热解毒泻火;土茯苓解毒除湿,为治梅毒之要药;薏苡仁清热利湿;丹皮、赤芍清热凉血,活血化瘀。诸药合用,共奏清热解毒、利湿化瘀之功。

### 五、吴氏治疗黄梅结毒(三期梅毒)证方

处方:解毒活血汤(《医林改错》)加北芪 15 g　党参 15 g　西洋参 10 g

主治:黄梅结毒证。

处方新解:本方证由杨梅疮病晚期并发内脏病症,梅疮毒邪侵入四肢骨关节或走窜经络脏腑而致。治宜解毒消瘀,扶正固本。方中连翘、柴胡、甘草、葛根清热解毒;生地清热凉血生津;当归、赤芍、桃仁、红花活血祛瘀;气为血之帅,气行则血行,故少量枳壳理气,以助活血之力;北芪补气健脾;党参、西洋参补气养阴生津;甘草调和诸药。诸药合用,共奏解毒消瘀、扶正固本之效。

# 第四节　女性生殖器疱疹

### 一、吴氏治疗女性生殖器疱疹肝经湿热证方

处方:龙胆泻肝汤(《医宗金鉴》)加生薏苡 15 g　绿豆 20 g 赤豆 20 g　乌豆 20 g

主治:女性生殖器疱疹肝经湿热证。

处方新解:本方证由不洁性交或接触受染物品,外感湿热毒邪,湿毒内蕴,循经下注于阴部,阻于外阴肤表而致病。治宜清热除湿。方中龙胆草清热燥湿,泻肝火;栀子、黄芩清热燥湿;泽泻、木通、车前子、生薏苡渗湿泻热;当归、生地养血滋阴,使邪去而不伤阴;柴胡疏肝解郁;绿豆、赤豆、乌豆清热解毒;甘草调和诸药。诸药合用,共奏清热除湿之功。

## 二、吴氏治疗女性生殖器疱疹心脾两虚证方

处方:归脾汤(《济生方》)加龙眼肉 15 g　红枣 5 枚　生地 10 g

主治:女性生殖器疱疹心脾两虚证。

处方新解:本方证由思虑过度,劳伤心脾,气血亏虚,外感湿热邪毒,外阴部失养,湿热毒邪循经下注阴部而致病。治宜健脾养心,补血益气。方中人参、白术、黄芪、甘草补脾益气以生血;当归、龙眼肉甘温补血养心;茯苓、酸枣仁、远志宁心安神;木香理气醒脾,复中焦运化之功;生姜、红枣调和脾胃,以资血之源;生地清热养阴生津;甘草调和诸药。诸药合用,共奏健脾养心、补血益气之功。

## 三、吴氏治疗女性生殖器疱疹阴虚火旺证方

处方:知柏地黄丸(《症因脉治》)加蒲公英 10 g　紫花地丁 10 g　半枝莲 10 g　栀子 10 g

主治:女性生殖器疱疹阴虚火旺证。

处方新解:本方证由素体阴虚或湿热毒邪久稽,热灼津伤,肝肾阴亏,精血不足,阴虚内热,气机阻滞而致病。治宜滋阴泻火,解毒除湿。方中熟地黄、山茱萸、山药滋补肝肾之阴;丹皮清热凉血;知母、黄柏滋阴泻火;茯苓、泽泻健脾利湿;蒲公英、紫花地丁、半枝莲、栀子清热解毒。诸药合用,共奏滋阴泻火、解毒除湿之功。

# 第五节　软下疳

## 一、吴氏治疗软下疳湿毒瘀结证方

处方:五味消毒饮(《医宗金鉴》)加丹皮 10 g　赤芍 10 g　乳

香10 g 没药10 g

主治:软下疳湿毒瘀结证。

处方新解:本方证由不洁性交感染湿热毒邪,浸淫肝经,循经下注阴器,气机阻滞,湿热疫毒之邪腐熟肌肤而致病。治宜清热解毒,利湿化瘀。方中金银花清热解毒,消散痈疮疔肿;蒲公英、紫花地丁、紫背天葵子、野菊花清热解毒凉血,散结消肿;白酒通行血脉以助药力;丹皮、赤芍清热凉血,活血散瘀;乳香、没药活血化瘀止痛。诸药合用,共奏清热解毒、利湿化瘀之功。

## 二、吴氏治疗软下疳正虚邪恋证方

处方:托里消毒散(《外科正宗》)加紫花地丁10 g 败酱草10 g 生地10 g

主治:软下疳正虚邪恋证。

处方新解:本方证由湿热毒久稽,导致气伤津,正气不足,祛邪无力,软下疳久不愈合,耗伤气血。治宜扶正祛邪,托里排脓。方中以四君子汤(参、苓、术、草)补中益气,四物汤(归、芎、地、芍)去滋腻之熟地,养血活血,化瘀生新,正气充足,精血旺盛,则可托邪外出,此乃扶正之举。"黄芪甘温纯阳,其用有五:补诸虚不足,一也;益元气,二也;壮脾胃,三也;去肌热,四也;排脓止痛,活血生血,内托阴疽,为疮家圣药,五也。"(张元素)金银花消肿散结,其功独圣,其效甚奇,为治疮之要药;桔梗、白芷、皂角刺止痛排脓,解毒祛邪;远志消散痈肿,疏通气血之壅滞;紫花地丁、败酱草清热解毒;生地清热养阴生津。诸药合用,共奏扶正祛邪、托里排脓之功。

# 第六节　性病性淋巴肉芽肿

## 一、吴氏治疗性病性淋巴肉芽肿湿毒郁结证方

处方:仙方活命饮(《校注妇人良方》)加蒲公英 10 g　野菊花 10 g　连翘 10 g　两面针 15 g　郁金 10 g

主治:性病性淋巴肉芽肿湿毒郁结证。

处方新解:本方证由不洁性交,外感湿毒,湿毒与气血相搏,内蕴久蕴化热而致病。治宜清热解毒,除湿化瘀。方中金银花、蒲公英、野菊花、连翘清热解毒;当归尾、赤芍、乳香、没药、陈皮行气活血通络,消肿止痛;白芷、防风相配,通滞而散其结,使热毒从外透解;贝母、天花粉清热化痰散结;穿山甲、皂角刺通行经络,透脓溃坚;两面针、郁金活血散瘀,行气止痛;甘草清热解毒,并调和诸药。煎药加酒,借其通瘀而行周身,助药力直达病所。诸药合用,共奏清热解毒、除湿化瘀之功。

## 二、吴氏治疗性病性淋巴肉芽肿寒凝郁滞证方

处方:阳和汤(《外科全生集》)加苍耳子 15 g　山慈姑 15 g 皂角刺 10 g

主治:性病性淋巴肉芽肿寒凝郁滞证。

处方新解:本方证由摄生不慎,寒邪入侵,凝滞气血,瘀积内陷于阴户;或平素阳虚,水湿不运,痰湿内生,阻滞气机,气滞血瘀,痰瘀凝结成块,形成淋巴肉芽肿。治宜温阳补血,解毒散结。方中熟地黄温补营血;鹿角胶温肾阳,益精血;肉桂、炮姜炭入血分,温阳散寒,温通血脉;白芥子辛温,达皮里膜外,温化寒痰,通络散结;少量麻黄、苍耳子宣通毛窍,散寒除湿止痛;山慈姑清热解毒,消痈散结;皂角刺消肿托毒。诸药合用,共奏温阳补血、解毒散结之功。

# 第七节　艾滋病

## 一、吴氏治疗艾滋病脾胃阴虚证方

处方:参苓白术散(《太平惠民和剂局方》)加山萸 15 g　生地 15 g　苦参 10 g　白花蛇舌草 10 g

主治:艾滋病脾胃阴虚证。

处方新解:本方证由吸毒耗气伤精,纵欲滥交致使人体正气不足;脾胃为后天之本,瘟疫淫毒伤人日久,入里化火,耗伤阴津,致使脾阴胃液伤残枯涸而发呼吸道疾病。治宜益气养阴,解毒化痰。方中人参、白术、茯苓益气健脾渗湿;山药、莲子肉健脾益气,兼渗湿;白扁豆、薏苡仁健脾渗湿;砂仁醒脾和胃,行气化滞;桔梗宣肺利气,通调水道,载药上行,培土生金;山萸、生地养阴生津;苦参、白花蛇舌草清热解毒利湿;甘草健脾和中,调和诸药。诸药合用,共奏益气养阴、解毒化痰之功。

## 二、吴氏治疗艾滋病脾胃虚损证方

处方:补中益气汤加木香 10 g　砂仁 10 g　柴胡 10 g

主治:艾滋病脾胃虚损证。

处方新解:脾胃为后天之本,气血生化之源,瘟疫邪毒乘机侵袭,损伤正气,致气血失以生化,脾胃失运,胃失收纳和腐熟水谷则发为消化系统疾病。治宜扶正祛邪,培补脾胃。方中黄芪、人参、白术、炙甘草补气健脾;血为气之母,故以当归养血合营;陈皮理气和胃,使诸药补而不滞;木香、砂仁健脾和胃渗湿;升麻、柴胡升举脾胃清阳之气而举陷;炙甘草调和诸药。诸药合用,共奏扶正祛邪、培补脾胃之效。

### 三、吴氏治疗艾滋病脾肾两亏证方

处方:四君子汤加黄芪 15 g　淮山 15 g　铁皮石斛 10 g　黑枸杞 10 g

主治:艾滋病脾肾两亏证。

处方新解:本证多发于疾病晚期,脾为后天之本,肾为先天之本,瘟邪毒淫伤人日久,造成先天、后天均失养,气血阴阳俱损,则病势愈重,危及生命。治宜温补脾肾,益气固阳。方中人参、白术、茯苓益气健脾渗湿;黄芪益气以生气血,祛邪外出;淮山、铁皮石斛滋养脾肾之阴;黑枸杞滋补肝肾,养血补精;甘草调和诸药。诸药合用,共奏温补脾肾、益气固阳之功。

### 四、吴氏治疗艾滋病热盛痰聚证方

处方:安宫牛黄丸加紫雪丹

主治:艾滋病热盛痰聚证。

处方新解:本证由疾病后期,各脏腑功能失调,气血阴阳失调,各种病理产物如痰浊、瘀血、邪热聚积,正不胜邪,邪盛正虚,痰热邪毒内陷心包,蒙蔽清窍。治宜清热化痰开窍。神昏谵语者予安宫牛黄丸清热解毒,开窍醒神;高热者入紫雪丹清热开窍,熄风止痉。方中牛黄、水牛角、麝香清心开窍,凉血解毒;黄连、黄芩、山栀清热泻火解毒;冰片、郁金芳香辟秽,化浊通窍;雄黄辟秽解毒;朱砂、珍珠镇心安神,以除烦躁不安;金箔重镇安神。炼蜜为丸,和胃护中。生石膏、寒水石、滑石清热泻火,且滑石可导热下行;玄参、升麻清热解毒,且玄参尚能养阴生津,升麻又可清热透邪;木香、丁香、沉香行气通窍;朱砂、磁石重镇安神;朴硝、硝石泻热散结,使邪热从肠腑下泄;炙甘草益气安中,调和诸药。诸药合用,共奏清热解毒开窍之功。

# 第八节　阴虱

## 吴氏治疗阴虱证方

处方:百部 500 g 浸 50％酒精,每日外搽 2 次,连续外搽 5～7 天

主治:阴虱证。

处方新解:本证多由性交不洁,阴虱侵染,虫蚀外阴,化生湿热而发为本病。治宜杀虫止痒,清热除湿。方中百部甘苦,善杀虫灭虱,治疗阴虱。